U0206026

美国药品审评制度研究

Research on the Drug Review System in the USA

袁 林 著

中国医药科技出版社

内容提要

　　药品审评制度改革是当前的热点问题，相关研究涉及审评理念、审评体制、审评机制、审评程序的优化和完善等诸多领域。本书以美国药品审评的体制和机制作为研究对象，从药品审评体制、新药审评程序、新药审评的加速程序、药品审评采用的机制设计，以及药品审评依据的政策性文件等诸多角度，对其展开了全景式的描绘，旨在为我国的药品审评审批改革提供借鉴。

图书在版编目（CIP）数据

　　美国药品审评制度研究 / 袁林著. — 北京：中国医药科技出版社，2017.10

　　ISBN 978-7-5067-9448-0

　　Ⅰ.①美… Ⅱ.①袁… Ⅲ.①药品管理—研究—美国 Ⅳ.① R954

中国版本图书馆 CIP 数据核字（2017）第 183028 号

美术编辑　陈君杞
版式设计　锋尚设计

出版　中国医药科技出版社
地址　北京市海淀区文慧园北路甲 22 号
邮编　100082
电话　发行：010-62227427　邮购：010-62236938
网址　www.cmstp.com
规格　710×1000mm　$^1/_{16}$
印张　13¾
字数　238 千字
版次　2017 年 10 月第 1 版
印次　2017 年 10 月第 1 次印刷
印刷　三河市国英印务有限公司
经销　全国各地新华书店
书号　ISBN 978-7-5067-9448-0
定价　38.00 元

前 言

近年来，我国医药产业快速发展，药品质量和标准不断提高，较好地满足了公众用药需要。与此同时，药品审评中存在的问题也日渐凸显，如：注册申请资料质量不高，审评过程中需要多次补充完善，影响审评审批效率；仿制药重复建设、重复申请，市场恶性竞争，部分仿制药质量与国际先进水平存在较大差距；临床急需新药的上市审批时间过长，药品研发机构和科研人员不能申请药品注册，影响药品创新的积极性等。

自2015年国务院发布《关于改革药品医疗器械审评审批制度的意见》以来，我国推出了一系列改革措施，如：简化新药临床试验审批程序，对仿制药临床试验实行备案管理，开展药物临床试验数据自查核查等，药品审评积压数量已经大幅降低。下一步将加快药品审评制度改革步伐，重构药品审评体系。

他山之石，可以攻玉。我们有必要将视线转向药品监管和药品审评经验较为丰富、制度较为完备的国家，通过分析相应的监管和审评制度，来解析其中的制度要素，为我国完善相关制度，推进药品审评改革提供参考。美国是当今药品监管和药品审评较为先进的国家，但在20世纪80年代至90年代，美国药品审评也一度出现过"时滞"现象，面临与我国当前类似的问题。为此，美国推行了一系列的改革措施，如：设置诸如优先审评、快速路径等加速程序，提高审评程序的透明度，设立咨询委员会提供专家意见和建议，强调审评人员与申请人的互动等。这些改革措施的实施，不仅提高了审评绩效，削减了积压的审评任务，还有效地鼓励了药物创新，缩短了新药上市审评所需的时间，取得了为世人瞩目的成效。

本书共七章，分别从美国药品审评体制，新药审评程序，新药审评的加速程序，药品审评的机制设计，以及药品审评依据的政策文件等诸多角度，对美国药品审评的体制、机制进行全景式的描绘，分析这些体制、机制在提高审评绩效、鼓励药物创新方面发挥何种作用，又是如何发挥作用的，并结合我国药品审评的现状，通过总结分析，提出相应的建议，希望能为我国的药品审评改革提供有益的借鉴。

鉴于时间仓促，加之篇幅有限，书中不足之处在所难免，敬请广大读者不吝指教。

著 者

2017年8月

CONTENTS | 目录

第四章　美国新药审评的加速程序

第五章　美国药品审评的机制设计

第六章　美国药品审评的政策文件

第七章　完善我国药品审评制度的建议

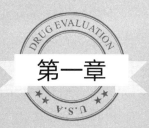

第一章 绪 论

一、问题的提出

（一）我国药品审评制度现状和问题

1. 我国药品审评工作面临的问题

在我国，国家食品药品监督管理总局药品审评中心（下称药品审评中心）一度出现审评任务积压，在2014年底达到峰值18597件。审评任务积压也导致药品审评周期偏长。2014年，我国1.1类新药、3.1类新药及6类新药的平均审评时间为42个月、42个月和25个月，申报临床的平均审评时间为14个月、28个月和28个月。这也是2015年开展药品审评制度改革的背景。此后，随着改革的推进，药品审评中心年度完成的审评量呈明显增加趋势，审评任务积压量则显著下降，到2016年底已降至近8200件（表1-1）。

表1-1 药品审评中心2011年—2016年审评任务完成情况

年份	受理量	审评量	积压量
2011	7125	4783	9746
2012	7050	5510	11286
2013	7609	4660	14235
2014	8868	5261	18597
2015	8211	9601	不到17000
2016	3779	12068	近8200

我国药品审评工作面临的问题除了审评任务积压，审评周期较长之外，还包括仿制药重复申报严重，新药少等。例如，截至2014年底，在待审的8713个化药仿制及改剂型申请中，重复申报较为严重的112个活性成分涉及待审任务4829个，占总待审任务量的55.4%。在2014年国家食品药品监督管理总局（下称国家食药总局）批准上市的化学药品中，新药为128种，仅占获得批准的化学药品总量（428种）的1/4。

2. 我国药品审评体制面临的挑战

我国药品审评涉及国家食药总局的多个直属单位和部门，具体分工如下：行政事项受理服务和投诉举报中心负责受理和形式审查；药品审评中心负责技术审评；食品药品审核查验中心负责现场核查；中国食品药品检定研究院负责样品的注册检验；药品化妆品注册管理司根据药品审评中心的综合审评报告做出决定（图1-1）。由于审评过程涉及多个直属单位和部门，由国家食药总局做出最后决定，影响到了审评效率和审评时限，目前的审评体制机制存在继续改进的空间。

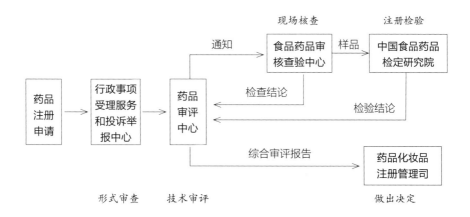

图1-1 药品注册申请审评程序涉及的单位与部门分工

至2014年底,药品审评中心审评岗位共89人;至2015年底,新招聘聘用制审评人员51人,组织形成省局挂职团队共95人。尽管多渠道扩增审评力量,但与待审申请数量相比,审评人员数量仍有较大缺口。2015年药审中心接收新注册申请8211个,完成注册申请审评共9601个,但仍有接近17000个注册申请积压。另外,药品审评中心接收的进口再注册申请,在2014年和2015年分别为333件和212件,这也对审评人员的专业素养提出了更高的要求。

2015年5月,国家食品药品监督管理总局发布了《药品、医疗器械产品注册收费标准》和《药品注册收费实施细则(试行)》,大幅提高了药品注册费用。但按照收支两条线的财务制度,注册收费全额上缴国库,开展审评工作所需经费通过财政预算统筹安排,注册费用的增加并没有直接用于优化审评机构的资源配置。审评人员的薪资水平仍不具有市场竞争力,很难吸引和留住专业领域内的高水平人才。

3. 我国药品审评机制面临的挑战

就药品审评程序而言,虽然在《药品注册管理办法》(2007)、国家食药总局《关于解决药品注册申请积压实行优先审评审批的意见》(2016)、《药品技术审评原则和程序》中,规定了审评程序和优先审评程序的时限、流程、分工等,但尚未就审评程序的具体细节形成一致的、体系化的、具有可操作性的规范性文件体系,尚未制定药品审评质量管理规范,尚未将现有的审评经验充分制度化、规范化,在部分领域仍然无章可循。

就专家咨询机制而言,专家的推荐和遴选过程主要是内部的;咨询会议仅有咨询专家和申请人参加,并非公开举行的;在药品审评中心的相关新闻中仅公告会议的时间、地点和讨论的药品品种,并不涉及讨论的内容和结论。这就使得专家咨询机制的运行缺乏公开性和透明度，影响了专家咨询在药品审评中发挥其应有的作用。

在药品审评决策过程中，在审评机构内部的不同部门之间、在审评机构与申请人之间沟通交流与信息共享尚有不足。一方面因为多专业平行审评程序带来的协调困难，另一方面因为现有沟通交流机制在沟通形式和沟通计划上的不足，使得在审评机构内部出现决策冲突时，内部纠纷解决机制未能营造可以充分表达不同意见的环境。在申请人对审评机构的结论存在异议时，复审程序的适用范围也还有进一步拓宽的余地。

为解决上述问题，本研究将视线转向药品监管和药品审评经验较为丰富、制度较为完备的美国，解析药品审评制度要素，为我国完善相关制度，推进药品审评审批改革提供参考。

（二）研究目的与意义

在20世纪80年代至90年代，美国药品审评也一度出现过"时滞"现象，药品审评时间超长，审评任务积压，大部分药品上市晚于其他发达国家。为此，美国食品药品管理局（FDA）推行了一系列的改革措施，设置诸如优先审评、快速路径等加速程序，提高审评程序的透明度，设立咨询委员会提供专家意见和建议，强调审评人员与申请人的互动。

这些改革措施的实施，不仅提高了审评绩效，削减了积压的审评任务，还有效地鼓励了药物创新，缩短了新药上市审评所需的时间。图1-2为2001年—2013年期间美国、欧洲、日本和其他国家全球率先批准的新药百分比。从图中可以看出，最近几年美国FDA率先批准上市的新药远远超过其他所有国家率先批准上市的新药总和。

《"十三五"国家药品安全规划》（2016年—2020年）提出的目标之一，是"实现按规定时限审评审批"，提出的主要任务包括"解决药品注册申请积压"和"鼓励研发创新"等。虽然药品审评中心积压的审评任务在2016年底已降至近8200件，与药品审评中心审评人员的人数和近年来的年度总审评量相比，要彻底解决审评积压问题，实现按照规定时限审评，仍然需要相当长的时间。

美国药品审评曾经面临与我国当前类似的问题，包括审评任务积压，审评时间过长，审评机构资源不足。但历经数年改革，如图1-2所示，美国率先上市批准的新药已经远超过其他国家。本书将系统研究美国药品审评机构的组织架构、资源配置、审评程序、运行机制和政策性文件，分析这些体制机制在提高审评绩效、鼓励药物创新方面发挥何种作用，又是如何发挥作用的。

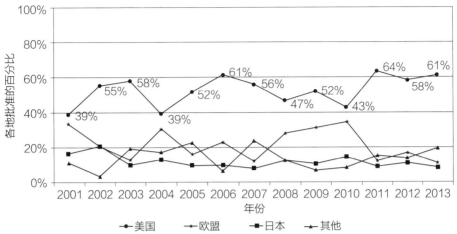

全球率先批准的新活性物质（2001年—2013年）

来源：*Scrip Magozine*(2001-2006), *Pharmoprojects/Cireline* Pharma R&D Annual Review (2007-2014)

图1-2 2001年—2013年美国、欧盟、日本和其他国家全球率先批准的新药百分比

本研究的意义在于，通过国内外比较研究，寻求推动我国药品审评的组织改革、流程再造、程序改革的路径，改进我国药品审评的质量与效率，实现按时限审评，鼓励创新、平衡仿制；为我国未来的药品审评改革中，如何实现理念转型、程序优化、精简流程、公开透明，提供改革建议和参考。

二、以往研究综述

（一）美国药品审评体制的研究

1. 药品审评机构

有学者简要评述了美国药品审评和研究中心（CDER）的职能，它负责审评新药、非专利药品和非处方药的申请，以确保药物是安全和有效的；为药品生产管理美国《药品生产质量管理规范》；确定哪些药物需要医生的处方；监控药品的广告；以及收集和分析已上市药品的安全数据。

2. 药品审评收费

美国自1992年以来，已经颁布了5部《处方药使用者付费法》（PDUFA），即PDUFA I（1992）、PDUFA II（1997）、PDUFA III（2002）、PDUFA IV（2007）和PDUFA V（2012）。在不降低对药品安全、有效与质量要求的前提下，随着PDUFA的施行，FDA的新药审批明显加快，逆转了美国新药上市迟滞的情况。

美国学者玛丽·奥尔森（Mary Olson）梳理了药品监管收费对药品审评速度、药品安全的影响。姚立新等梳理了美国《处方药使用者付费法》从PDUFA I到PDUFA V的演进，李鸽、唐健元等在借鉴美国药品监管收费制度的基础上，对中国药品监管收费制度提出了改革建议。

（二）美国药品审评程序的研究

1. 标准审评

标准审评包括提交、立卷审评、计划审评、科学和监管审评、决定等步骤。李晓宇等梳理了美国药品审评与研究中心对新药申请的立卷审查过程，包括立卷审查阶段审评人员的分工、审查的内容、立卷会议、立卷沟通函的形式、不予立卷的标准，还分析了该制度的实施效果和原因，对完善我国的形式审查制度提出了建议。

2. 加速程序

在美国，对于治疗严重病症的药品、适格的抗感染用药、罕见病用药和儿童用药的研究用新药申请和上市申请，FDA在一定条件下会在审评中适用加速程序。董江萍等对四种加速程序进行了全面介绍。具体而言，在研发阶段，主要包括快速通道、突破性治疗药品；在注册审评阶段，主要包括优先审评和附条件的加速许可。杨莉、董江萍等在论述美国新药审评的激励机制时，也述及了美国药品审评中的加速程序。

陶秀梅等单独整理了突破性治疗药品的特征，分析了近年来的申报情况，获批药品的治疗领域和适应证，以及企业自主撤回和被药品审评与研究中心否决的产品特点，指出该程序在创新药物临床可及性方面体现了较为明显的优势。

3. 审评时限

唐健元、姜春菲分析了美国、日本及欧盟在法律中对药品技术审评时限的规定，对美国、日本药品实际审评时限作了简要统计，梳理了美国、日本为缩短审评时限而采取的关键措施，厘清了我国药品审评存在普遍延迟的原因。

4. 审评结果

伦纳德·V.萨克斯（Leonard V. Sacks）等以美国2000年至2012年间延迟决定或拒绝审评的新药申请数据为基础，分析了监管层面和科学层面的原因。汤仲明等对2007年至2016年10月31日间美国食品药品管理局批准的新药进行了分析，着重分析了《食品药品管理局安全和创新法》（FDASIA）对新药批准的影响，认为该法明显推动了新分子实体的上市。

（三）美国药品审评机制的研究

1. 专家咨询

咨询委员会制度在美国药品审评中发挥了重要的作用。伍红艳等研究表明，美国食品药品管理局认为，应尽量倚重其药品审评和研究中心（CDER）的审评，以减少审评资源的耗费。但当事关重要的公共利益，必须倚重咨询委员会的建议时；当问题具有高度争议性，求助于咨询委员会将是极有裨益时；当必须倚重咨询委员会的特定类型的专业知识时，应寻求咨询委员会的帮助。宋华琳在对中美药品审评专家咨询进行了比较的背景下，对我国药品审评专家咨询制度的发展和改革，提出了相应的建议。

2. 正式争议解决程序

耿晓雅等介绍了美国药品审评正式争议解决程序（formal dispute resolution）的流程和特点，评价了该程序的实施效果，提出了完善中国药品审评争议解决机制的建议。该程序的流程包括提交、受理和审查，该程序的特点是逐级申诉、独立审查，鼓励沟通交流，引入咨询委员会审查，注重绩效目标设置与考核。

（四）美国药品审评法规体系的研究

1. 药品注册管理法规

杨志敏、杜晓曦对中美药品注册管理法规体系进行比较研究。美国药品注册法规体系有较好的科学基础，具有良好的系统性、科学性和可操作性，涵盖的内容较为全面，监管重点突出，有序推进。相比之下，我国药品注册法规体系内涵尚不充实，监管的关键环节不突出，法规实施的可操作性尚待提升。

孟锐等对中美新药研发与注册的相关规定进行比较研究。美国通过立法和指南的制定，促进了植物药、罕见病用药、儿童用药的新药研发，确立了新药上市审评程序、审评时限和数据保护期。相较而言，我国的相关法律法规还有待完善。

2. 药品审评质量管理规范

宋华琳于1999年对美国药品审评质量管理规范（GRP）进行了评介。《药品审评质量管理规范》（GRP），规定了药品审评机构和审评人员的法定职责，旨在提高审评质量和效率；对审评工作分阶段进行概述，并规定了各步骤的时限，在各阶段均为FDA和申请人提供了最有效的沟通方式。

耿晓雅等以1993年—2013年美国药品审评时间中位数和首轮药品批准率数据作为指标，评价了美国《药品审评质量管理规范》的实施效果。结论是建立完善的药品审评质量管理规范体系，明确并遵守药品审评过程的关键事项和相应时限，有利于提高首轮药品批准率，减少药品审评周期数，从而提高药品审评效率。

3. 技术指导原则

在技术指导原则领域，目前的研究集中于对美国FDA某项具体技术指导原则的评介。例如，朱凤昌等对《特定药物的生物等效性指导原则》进行评介；叶祖光、陈绍琛等对《植物药研制指导原则》的评介；李雪梅等对《全身用抗菌药品和抗菌敏感性试验装置说明书的敏感试验资料指导原则》的评介。

（五）美国药品审评绩效的研究

1. 绩效评价指标

樊路宏等采用新药审批周期为评价指标，对注册监管程序加以评价；采用新药上市数目为评价指标，对标准审评模式加以评价；采用加速审评药物上市数目为评价指标，对加速审评模式加以评价；采用创新研发资金投入强度为评价指标，对双边交流模式加以评价。结论是，美国独特的创新药物注册监管程序和工作模式，对创新药物的研究开发起到了较好的激励作用。

2. 审评模式改进的绩效

美国《联邦食品药品管理局安全和创新法》（FDASIA）对《处方药使用者付费法》（PDUFA）进行了第五次授权，改进了新分子实体和新生物制品申请的审评模式，以提高审评透明度，促进审评机构与申请人之间的沟通交流，提高审评效率和效果。高婧、杨悦通过对该法实施以来的药品审评绩效进行评估，结论是审评模式改进确实提高了新药审评的第一轮许可率，也增加了审评机构与申请人的沟通交流频率，对适用加速程序的药品上市申请影响尤为明显。

三、研究框架与研究内容

（一）研究框架

本书对美国药品审评制度的分析，将围绕美国药品审评的核心理念和目标展开。

1. 美国药品审评的核心理念

美国药品审评的核心理念是质量、效率、明确性、透明度和一致性。美国药品审评的所有程序和机制都围绕着这些核心理念展开。例如，通过专家咨询机制确保审评的质量；通过加速程序提高审评的效率；通过沟通交流机制确保审评的明确性和透明度；通过制定和及时修订政策性文件，并监督这些文件的遵守和实施，确保审评的一致性。

2. 美国药品审评的目标

美国药品审评的目标始终是加速新药研发，缩短药品审评的时间。为实现这些目标，创设了诸如突破性治疗认定等加速程序，使审评人员早期介入研发过程进行全面指导；以法律规定了严格的审评时限，设定了详尽的审评绩效目标以及程序和过程绩效目标，并在指南中提出了每个具体步骤的详细时间框架；建立了完善的审评质量管理体系，使审评人员的所有活动都有章可循。

（二）研究内容

1. 美国药品审评体制

美国FDA对药品审评部门进行了多次结构性调整。1987年，为应对激增的生物制品审评需求，将药品及生物制品中心拆分为药品审评与研究中心、生物制品审评与研究中心。从2003年起，药品审评部门经历了多次内部架构调整与部门重组，部分生物制品监管及审评职能被转移到药品审评与研究中心，以提高相似适应证产品的审评一致性，不断优化审评人员的人力资源配置。

《处方药使用者付费法》是在药品审评"时滞"背景下出台的。除了大幅调高注册申请的审评费用之外，该法还明确规定了药品审评的时限，设定了明确的审评绩效目标，并要求FDA逐年提交处方药使用者费用的财务报告和绩效报告，确保将增加的收费用于增加审评人员，提高药品审评的绩效。

2. 美国药品审评程序

《处方药使用者付费法》规定了标准审评程序的时限。在指南文件中，明确规定了标准审评程序的流程、具体步骤和重要时间节点，以及在这些节点要进行的审评活动或者沟通交流活动。这些具体而微的程序设计为审评活动在规定的时间内完成提供了明确的指引，也有助于申请人为配合审评活动提前做出相应的安排，提高了审评效率。

为了提高审评绩效，美国FDA先后依法创设了多种加速程序，主要包括快速路径（1998）、优先审评（1992）、加速许可（1992）和突破性治疗认定（2012）。在2013年至2016年间，这些加速程序在药品审评中的适用日渐增加，在美国率先获得许可的新药（简称为全球新药）在年度获得许可的新药中所占比例始终在60%以上（表1-2）。

表1-2　2013年至2016年加速程序在美国药品审评中的适用

	突破性治疗	快速路径	加速许可	优先审评	总许可数	全球新药
2013年	3	10	2	10	27	20（74%）
2014年	8	17	8	25	41	26（63%）

	突破性治疗	快速路径	加速许可	优先审评	总许可数	全球新药
2015年	10	14	6	24	45	29（64%）
2016年	7	8	6	15	22	19（86%）

3. 美国药品审评机制设计

在美国药品审评中，有多种精巧的机制设计。通过专家咨询机制，为药品审评的利害关系人提供了多方意见交换的场所，也确保了咨询委员会成员提供独立的科学意见，咨询委员会会议的公开也提高了审评程序的公开性和透明度。通过沟通交流机制，实现审评人员与申请人的及时沟通，使申请人对监管要求有更完整的理解，提高了审评活动的效率，也提高了监管决定的可接受性。通过内部争议解决机制，营造了鼓励表达和讨论不同意见的工作环境，确保审评员工的不同意见在所有层级得到充分表达和考虑，确保所有有效的科学争议得到充分和公开的审查。通过外部争议解决机制，使得申办者与审评机构之间的科学（包括医疗）争议和程序（包括行政）争议得到快速解决。

4. 美国药品审评政策性文件

为确保实现绩效目标，美国食品药品管理局出台了一系列的政策性文件，它们构成了完整的政策性文件体系，在同一目标事务上内容保持一致。无论是标准审评的时间框架，或是加速程序的认定标准、申请程序和特点，还是沟通交流会议的安排，或是专家咨询会议的公开听证安排，在文件中都有详尽的规定。这些文件使得药品审评活动在食品药品管理局范围内保持一致，也确保了申办者对监管活动安排的可预期性，制定程序与内容的公开也确保了审评活动的透明度。

四、研究方法

（一）文献研究方法

查阅CNKI、美国FDA官网及英文数据库，对美国药品审评的规范基础，相关的法律、规章、指南文件、政策和程序手册、标准操作规程等进行系统梳理。充分理解药品审评的核心理念，了解标准审评和优先审评这些审评程序的步骤，熟悉专家咨询、沟通交流、争议解决这些审评机制的运行规则。

规范性文件固然是制度的一部分，但既存的制度不是静态、不变的常量，而是可以优化和修正的变量。美国的政策性文件都要接受定期审查或有因审查，以确定它们是需要修订、撤销，还是继续生效。本书尝试以美国FDA关于《处方药使用者付费法》近年的年度绩效报告和年度财务报告为素材，参照美国FDA药品审评与研究中心近年的年度新药审评报告，以及与制度变革相关的法律法规文本，经过经验性的描述和整理，厘清美国药品审评制度变革的路径和线索，并试图探讨推动这些制度变革的原因和动力。

（二）比较研究方法

本书采用比较研究方法，基于问题从中美制度的功能和要素角度进行比较。美国药品审评历经多次改革，已经形成了独具特色的组织架构、审评理念、审评程序、审评机制和审评规范体系，药品审评的资金主要来自于申请人支付的使用者费用，部分来自财政拨款。在二十多年前，美国药品审评曾经面临的问题与我国当前药品审评面临的问题类似，对美国药品审评制度的研究，或许比研究其他国家药品审评制度更具有理论意义和实践价值。

比较研究的目的在于，发现中美药品审评制度的"异中之同"，特别是"形异而实同"，为解决相同的问题，去寻找不同制度的公约数；探寻中美药品审评制度的"同中之异"，以期理解中美在政治、经济、社会、文化和历史背景上的差异，要注意"形同而实异"，防止从概念到制度的简单移植，以实现学说和制度上的"创造性转换"。

（三）统计分析方法

对中美两国药品审评制度实施绩效有关的数据进行搜集、整理和统计分析，以期评价制度的目标是否实现，如何调整制度目标，如何控制审评时限，如何保证审评的顺利进行，从而提出我国药品审评制度的改进建议。

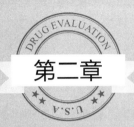

第二章　美国药品审评体制

第一节　美国FDA的组成架构

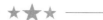

美国FDA监管着每年价值约1万亿的产品。它确保除肉类、禽类和某些蛋类产品之外所有食品的安全；确保药品、生物制品（包括血液、疫苗和用于移植的组织）、医疗器械、兽药和饲料的安全、有效；确保化妆品和辐照产品不导致损害。

从职能上看，大致可将美国FDA的组成部门分为三类：①局长办公室；②四个司，包括药品和烟草司、食品和兽药司、运行司、全球监管运行与政策司；③七个中心，包括药品审评与研究中心、生物制品审评与研究中心、医疗器械和辐射健康中心、国家毒理学研究中心、食品安全和应用营养中心、兽药中心、烟草制品中心，这些中心分别隶属于主管的业务司。此外，食品药品管理局还设有与食品、药品、医疗器械等相关的咨询委员会。其中，与药品审评相关的最主要机构是药品审评与研究中心、生物制品审评与研究中心、监管事务办公室，前两个中心分别承担化学药品和生物制品的审评任务，监管事务办公室负责与药品审评相关的检查（图2-1）。

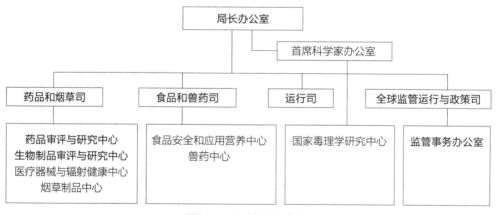

图2-1　FDA组织结构图

一、局长办公室及其附属机构

局长办公室（Office of the Commissioner）负责领导美国食品药品管理局的科学活动、沟通、立法联络、政策和规划、女性和少数民族卫生项目、机构运行和毒理研究。局长办公室在全局范围内提供集中化的项目指导和管理服务，在监管框架内，支持有效的行政活动和消费者保护方面的努力，有效利用可获得的资源。

局长办公室设有多个附属机构：①首席科学家办公室（Office of the Chief Scientist），提供战略领导、协调和专长，以支持科学、优异、创新和实现公众健康使命的能力；②首席顾问办公室（Office of the Chief Counsel），为食品药品管理局管理的项目提供法律建议和政策指南，代表该局在民事诉讼、刑事诉讼和行政听证中出席；③局长顾问办公室（Office of the Counselor to the Commissioner），为局长提供关于政策制定、解释和整合的建议，领导突发事件和危机管理政策与项目；④外部事务办公室（Office of External Affairs），发起和管理食品药品管理局与媒体、国会、卫生从业者、患者促进组织和一般公众之间的沟通；⑤执行秘书办公室（Office of Executive Secretariat）；⑥政策、规划、立法和分析办公室（Office of Policy, Planning, Legislation and Analysis）；⑦女性健康办公室（Office of Women's Health）；⑧少数民族健康办公室（Office of Minority Health）。

其中首席科学家办公室下设国家毒理学研究中心。国家毒理学研究中心（National Center for Toxicological Research）旨在了解毒性发作过程中的关键生物学事件，并开发改进人类暴露、易感性和风险的评估方法，其使命是进行科学研究，以支持和预测当前和未来的食品药品监管需求。其核心研究领域包括：生物标志物鉴定、生物成像、纳米技术、个体化用药和监管科学培训。

二、药品审评与研究中心

药品审评与研究中心（CDER）确保在美国上市的药品安全和有效，它既负责处方药监管，也负责非处方药监管。

药品审评与研究中心共有4500多名员工，被分为12个办公室，分别是：中心主任办公室、交流办公室、合规办公室、仿制药办公室、管理办公室、药物政策办公室、新药办公室、药品质量办公室、监管政策办公室、战略项目办公室、监督和流行病学办公室、转化科学办公室。药品审评与研究中心的核心部门是新药办公室和仿制药办公室，它们承担药品审评工作，其余部门为其提供全方位的支持（图2-2）。

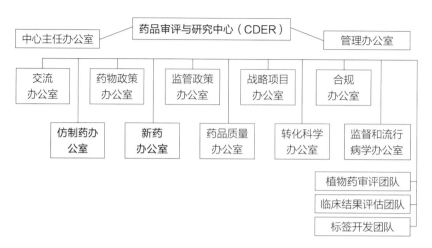

图2-2　药品审评与研究中心组织结构图

三、生物制品审评与研究中心

生物制品审评与研究中心（CBER）对用于疾病预防和治疗的生物制品进行监管，还要对生物医疗研究领域的产品安全性和有效性进行评估。

生物制品审评与研究中心共有1100多名员工，划分为8个办公室，分别是：中心主任办公室（Office of the Center Director）、生物统计与流行病学办公室（Office of Biostatistics and Epidemiology）、对外沟通交流与发展办公室（Office of Communication, Outreach and Development）、管理办公室（Office of Management）、血液研究与审评办公室（Office of Blood Research and Review）、疫苗研究与审评办公室（Office of Vaccine Research and Review）、合规和产品质量办公室（Office of Compliance and Biologics Quality），以及细胞、组织和基因治疗产品办公室（Office of Tissues and Advanced Therapies）（图2-3）。在生物制品审评与研究中心中，核心部门是血液研究与审评办公室（图2-4），疫苗研究与审评办公室（图2-5）以及细胞、组织和基因治疗产品办公室（图2-6）。换言之，这些办公室分别审评不同类型的产品，分别是血液和血液制品，疫苗，细胞、组织和基因治疗产品。

生物制品审评与研究中心借助科学和监管专长，来实现下列愿景：保护和改善美国公众和个人健康，并在可行时，保护全球公众和个人的健康；为安全有效的产品和有前景的新技术的研发与许可提供便利；强化自己的监管职能，开展更为卓越的生物制品监管。

生物制品审评与研究中心确保用于预防、诊断和治疗人体疾病、症状和损害的生物制品的安全、纯度、效价和有效性，具体包括疫苗、血液与血液制品、细胞、组织和基因治疗；它还帮助公众免受传染病和生物恐怖主义的威胁。

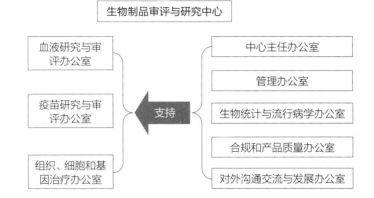

图2-3 生物制品审评与研究中心组织结构图

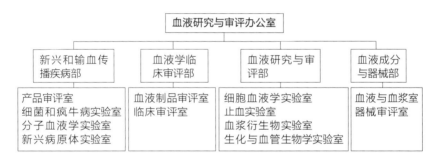

图2-4 血液研究与审评办公室组织结构图

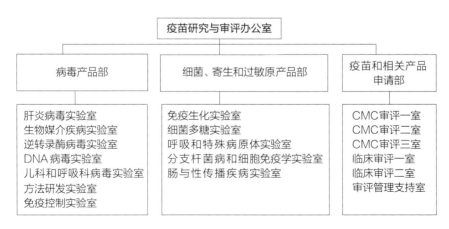

图2-5 疫苗研究与审评办公室组织结构图

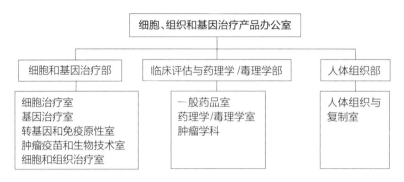

图2-6　细胞、组织和基因治疗产品办公室组织结构图

在履行任务期间，生物制品审评与研究中心遵循伦理标准，并秉承下列原则：发展、维持和支持高质量的、多样的员工团队；通过进行审评、教育、监控和执行，来确保遵守法律法规；将研究作为科学决策的必要要素。

四、监管事务办公室

监管事务办公室（Office of Regulatory Affairs）就规章和以合规为导向的事务，为局长和其他核心官员提供建议和协助，影响政策制定、执行以及长期项目目标。它协调、解释和评估FDA整体的合规努力；在必要时，制定合规政策，或向局长提出政策建议（图2-7）。

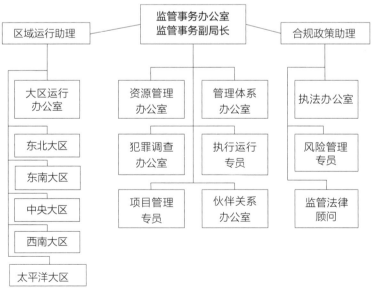

图2-7　监管事务办公室组织结构图

监管事务办公室通过最大限度保障FDA监管产品的合规，将与这些产品相关的风险削减至最少，来保护消费者权益，促进公众健康。监管事务办公室负责有效执法，来确保受监管企业遵守FDA执行的法律和规章。

监管事务办公室的职责包括：运用基于风险的原则管理和运行区域办公室的活动；检查受监管的企业；评估进口到美国的产品；指导和进行犯罪调查活动；分析受监管的产品；形成证据并启动监管行动；发展和维持与州、地方和其他联邦公共卫生机构和监管者之间的协作关系；就监管项目的实施、正在出现的问题、规章和合规政策事务，为FDA提供建议和协助；与相关监管项目中心合作和协调，来实施政策、项目和程序，令合规趋于最大化，将风险削减至最小化；为企业提供信息，以促进企业的自愿合规。

监管事务办公室在美国境内共有227个办公室和13个实验室。图2-8对其下属的区域运行办公室（Office of Regional Operations）、执法办公室（Office of Enforcement）、资源管理办公室（Office of Resource Management）及犯罪调查办公室（Office of Criminal Investigations）的组织架构进行了勾勒。

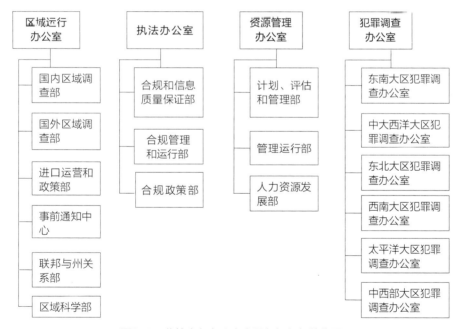

图2-8 监管事务办公室主要部门组织结构图

第二节　药品审评与研究中心

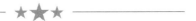

药品审评与研究中心规模庞大，承担着繁重、复杂的监管职能。根据职能，可以将药品审评与研究中心的部门分为五类，分别是药品审评、政策法规制定与监管、专业支持、行政支持和药品质量管理（图2-9）。其中，药品审评部门是核心部门（包括新药办公室和仿制药办公室），其他部门为该部门提供支持。

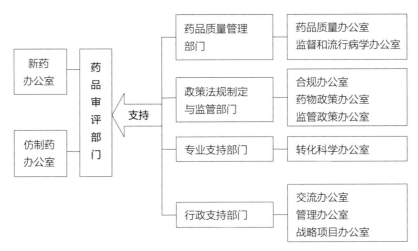

图2-9　药品审评与研究中心主要部门组织结构图

一、新药办公室

新药办公室（Office of New Drugs）负责在药品研发期间，对调查研究进行监督，决定新药（创新药或非仿制药）的上市许可，包括审批已上市药品的相关改变。它还为受监管的企业提供临床、科学和监管事务的指南。

新药办公室分为6个办公室，分别对各类适应证不同的新药进行审评（图2-10）。

（1）抗菌药办公室（Office of Antimicrobial Products），负责对抗菌新药的审评，具体包括抗菌素、抗分支杆菌药、抗真菌剂、抗病毒药、抗寄生虫药、眼科药品、器官移植受体免疫抑制剂。

（2）第一药品审评办公室（Office of Drug Evaluation Ⅰ），负责对心血管、肾脏、神经以及精神类疾病新药的审评。

（3）第二药品审评办公室（Office of Drug Evaluation Ⅱ），负责对麻醉、止痛、成瘾类、代谢、内分泌、肺、风湿类疾病新药的审评。

（4）第三药品审评办公室（Office of Drug Evaluation Ⅲ），负责对皮肤、胃肠、先天性代谢缺陷、骨、生殖、泌尿类疾病新药的审评。

（5）第四药品审评办公室（Office of Drug Evaluation Ⅳ），负责对医学影像产品的审评。

（6）血液和肿瘤药品审评办公室（Office of Hematology and Oncology Products），负责对血液和肿瘤类疾病新药的审评。

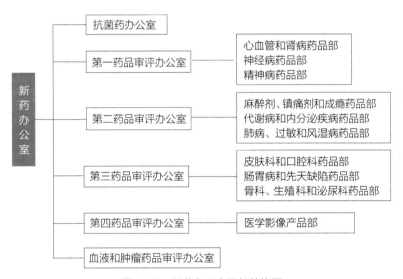

图2-10　新药办公室组织结构图

二、仿制药办公室

仿制药办公室（Office of Generic Drugs）负责进行监管和监督，以加快患者获得安全、有效、高质量的仿制药，它还为企业提供与仿制药相关的临床、科学和监管事务指南。仿制药办公室下设研究标准办公室、生物等效性办公室、仿制药政策办公室和监管运行办公室。

三、药品质量管理部门

（一）药品质量办公室

药品质量办公室（Office of Pharmaceutical Quality）成立于2015年1月，它整合了CDER与药品质量相关的所有非执法职能，包括审评、检查和研究职能，改善了在药品整个生命周期内对质量的监督。药品质量办公室创设了一套药品质量项目，遍及所有国内、国外生产地点和所有药品领域——新药、仿制药、非处方药。药品质量办公室下设8个办公室，包括项目和监管运行办公室、制药质量政策办公室、生物技术药品办公室、新药办公室、药品生命周期办公室、检验和研究办公室、工艺和设施办公室、药物警戒办公室。

（二）监督和流行病学办公室

监督和流行病学办公室（Office of Surveillance and Epidemiology）负责维护上市后药物警戒系统和风险评估项目，以监测和评价在药品研发过程中未出现的不良反应（图2-11）。通过要求企业报告不良反应，以及FDA的MedWatch系统收到的自愿报告来获知不良反应，并使用这些信息来识别药品安全问题，建议采取行动改善药品安全并保护公众健康。它还与制药企业合作，减少由误导性标签、标签、药品包装、外观或读音类似的药品名称导致的用药错误。

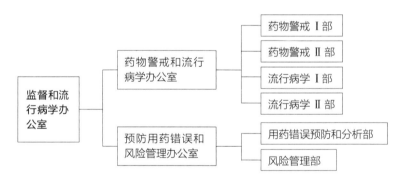

图2-11　监督和流行病学办公室组织结构图

1. 药物警戒部

药物警戒Ⅰ、Ⅱ部（Division of Pharmacovigilance Ⅰ & Division of Pharmacovigilance Ⅱ）的安全评估员和药学官员检查安全信号，评估与所有已上市药品和治疗用生物制品相关的安全性问题。他们使用一系列药物警戒工具，包括药品不良反应报告数据、已发表科学文献，临床前和临床药理学知识，以提供科学和临床评估，就已上市药品的安全使用，开展不同的监管行动和沟通。

2. 用药错误预防和分析部

用药错误预防和分析部（Division of Medication Error Prevention and Analysis）负责对所有专有名称、标签、包装等的上市前审评，旨在减少可能的用药错误。它还对上市后用药错误进行审查和分析，以确定是否需要采取监管行动，诸如是否需要修订标签，进行产品再设计，是否需要与利害关系人进行上市后沟通。该部门外部的利害关系人、规制者和研究者一起工作，以更好理解用药错误的原因，理解预防用药错误的干预效果，并从用药错误的角度，为企业的药品研发提供指南。

3. 风险管理部

风险管理部（Divisions of Risk Management）作为药品风险管理活动的核心，就项目研发和实施提供风险管理专长和方案，以支持CDER根据《食品药品管理局法2007年修正案》行使与风险评估和减低策略相关的权力。风险管理部审评所有拟定的风险评估和减低策略、风险评估和减低策略的修正，以及所有药品的已许可的风险评估和减低策略的评估，评估其遵守现行FDA标准的情况。

四、政策法规制定与监管部门

（一）合规办公室

合规办公室（Office of Compliance）通过基于风险和科学的政策，通过监督执法，防止消费者暴露在不安全、无效和劣质药品之下，来促进和保护公众健康，下设生产质量办公室、科学调查办公室、项目和监管运行办公室、未批准许可药品和标签合规办公室以及药品安全、完整性和召回办公室。

生产质量办公室（Office of Manufacturing Quality）确保处方药和非处方药的生产遵守《药品生产质量管理规范》的要求；通过检查和合规评估来确定这些要求的遵守情况；在许可后，在FDA的质量体系检查项目下，通过常规检查评估工艺和设施控制情况。

科学调查办公室（Office of Scientific Investigation）审计和核查提交至FDA的用于支持申请的临床试验数据，以证实人用药品的安全性、有效性或生物等效性；指导设施审评委员会检查遵守标准和规章的情况，旨在保护受试者的权力和福利；确保研究者、申办者和合同研究组织在进行研究用新药的非临床研究和临床研究时，遵守美国的法律和规章，包括临床试验质量管理规范和非临床试验质量管理规范。

（二）药物政策办公室

药物政策办公室（Office of Medical Policy）下设药物政策项目办公室和处方药促销办公室，该办公室职能包括：

（1）制定医药政策，在涉及药物研发、药品审评、生物研究监控、受试者保护、上市后监测程序、临床试验的科学和有效性等事项时，提供监督和导引。

（2）提供科学和监管导引，确保根据可用的规章，准确、有效地与医疗从业者和患者沟通药品信息。

（3）通过与其他学科、项目领域、FDA中心和利益相关者的协作，将演进的科学和政策整合到药品研发、监管审查和上市后监测中，培育医药政策制定、实施和协调的多学科进路。

（4）为处方药促销和审评处方药广告、促销标签提供指南和政策，以确保这些材料不包含错误的或误导的信息。

（三）监管政策办公室

监管政策办公室（Office of Regulatory Policy）根据《联邦食品、药品和化妆品法》和其他可适用的法律，发起、制定和审查与人用药品监管相关的规章、指南和其他文件；针对监管所聚焦的问题，就《联邦食品、药品和化妆品法》和其他可适用的法律、规章政策提供建议和协助，帮助制定和回应新的立法提案；并根据《信息自由法》披露相关信息。它下设Ⅰ、Ⅱ、Ⅲ共3个监管政策部和1个药品信息披露政策部。

五、专业支持部门

在药品审评与研究中心中，负责提供专业支持的包括转化科学办公室（Office of Translational Science）和中心主任办公室下辖的咨询委员会。转化科学办公室下设生物统计学办公室（office of Biostatistics）、临床药理学办公室（office of Clinical Pharmacology）、计算机科学办公室（office of Computational Science）、研究完整性和药物警戒办公室（Office of Study Integrity and Surveillance）。

转化科学办公室通过在它下设的生物统计学办公室、临床药理学办公室和其他办公室与FDA的中心之间的协作，在量化评估效果、安全和药品剂量时，推动使用有效率的、信息量丰富的研究设计和数据分析方法。在暴露-响应、药物代谢动力学、药效动力学、药物基因组学、生物等效性评估、临床试验、量化风险评估、毒理学和药品质量评估领域，它通过在审评和数据分析中，研究和应用统计学和数学建模与仿真技术，培育新药研发策略。

六、行政支持部门

负责提供行政支持的部门包括交流办公室（Office of Communication）、管理办公室（Office of Management）和战略项目办公室（Office of Strategic Programs）。

战略项目办公室下设项目和战略分析办公室与业务信息办公室。战略项目办公室的职能包括：①就与CDER计划、分析和业务信息活动绩效相关的事项，向CDER主任和其他核心官员提供建议和协助；②在CDER整个中心层面，引领战略和运营层面的计划与分析；③领导业务过程分析和业务过程计划，以确保有效设计、发展和使用信息体系、电子、电子数据和分析工具，以优化监管业务过程；④在FDA生物信息委员会中，代表CDER，确保在事业方案中，能反映出CDER的要求；⑤在CDER中心层面，发展、配置和监控业务活动，实施绩效跟踪。

第三节 咨询委员会

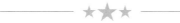

美国FDA共设有33个咨询委员会，涉及公共事务、人用药品、毒理学、食品安全与营养、医疗器械及辐照设备和烟草产品6大领域。建立咨询委员会，旨在支持美国FDA保护和促进公众健康的职能，它们符合《联邦咨询委员会法》的要求。咨询委员会或者依法设立，或者根据卫生和公共服务部的裁量设立。除非委员会的章程另有规定，每个委员会更新的间隔为2年。

一、咨询委员会的设置

美国FDA的咨询委员会涉及公共事务、人用药品、毒理学、食品安全与营养、医疗器械及辐照设备和烟草产品6大领域。鉴于本书的主题是药品审评，在此仅述及与人用药品审评相关的咨询委员会，即前3个领域的咨询委员会。

（一）公共事务领域的咨询委员会

公共事务领域的咨询委员会直接隶属于FDA，其日常事务由局长办公室负责。该领域共有四个咨询委员会：患者参与咨询委员会、儿科咨询委员会、FDA科学委员会、风险沟通咨询委员会。其中患者参与咨询委员会主要涉及医疗器械监管事务，后3个咨询委员会则与药品审评相关。

1. FDA 科学委员会

FDA科学委员会的首要任务是为首席科学顾问（Senior Science Advisor）提供建议，并根据需要，为局长和其他适当的官员提供建议，建议涉及具体的复杂、技术问题，以及在企业和学术界的科学团队中出现的问题。此外，它还为FDA与监管科学领域的技术和科学革新同步，制定适当的研究日程，以及为提升相应科学和研究能力提供建议。它也为审查FDA出资的内部和外部的科学研究项目提供手段。

2. 儿科咨询委员会

儿科咨询委员会（Pediatric Advisory Committee）就下列事务为局长提供建议和咨询：①儿科研究；②认定与儿科治疗相关的研究的优先性，确认需要额外待遇的特定儿科疾病或症状；③与儿科治疗相关的临床试验的伦理、设计和分析；④《儿童最佳药物法》（Best Pharmaceuticals for Children Act）规定的儿科标签争议和儿科标签改变；⑤儿科用药在市场独占期内的不良事件报告和其他安全问题；⑥与FDA监管的产品相关的其他儿科问题或儿科标签争议；⑦以儿童为受试者的研究；⑧FDA负责监管的其他与儿科相关的事务。

3. 风险沟通咨询委员会

风险沟通咨询委员会（Risk Communication Advisory Committtee）针对被监管产品的风险和收益，就相关战略和项目，向局长和指定人员提出建议，以便让这些产品的使用趋于最优化。委员会也审查和评估由FDA和其他机构实施的风险沟通。这也为风险和收益信息的共享提供了便利，使人们能对受监管产品做出独立、知情的判断。

（二）人用药品领域的咨询委员会

1. 药品审评的咨询委员会

与药品审评相关的咨询委员会共有17个，其日常事务由药品审评与研究中心主任办公室下设的咨询委员会和咨询事务管理处负责。这些咨询委员会分别是：抗菌药咨询委员会、心血管和肾病咨询委员会、神经病药品咨询委员会、精神病药品咨询委员会、麻醉剂和镇痛剂咨询委员会、代谢病和内分泌疾病药品咨询委员会、肺病和过敏药品咨询委员会、皮肤科和眼科药品咨询委员会、胃肠道药品咨询委员会、骨科、生殖科和泌尿科药品咨询委员会、医学影像产品咨询委员会、抗肿瘤药品咨询委员会、关节炎药品咨询委员会、制药科学和临床药理咨询委员会、药房制剂咨询委员会、非处方药咨询委员会、药品安全及风险管理咨询委员会。这些咨询委员会中，有12个与新药办公室审评科室的设置相对应（图2-12）。

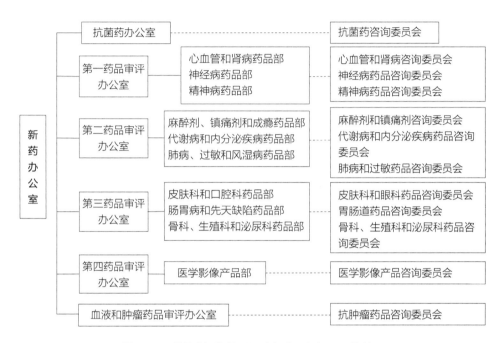

图2-12 药品审评咨询委员会与审评部门设置的关系

2. 生物制品审评的咨询委员会

与生物制品审评相关的咨询委员会共有5个，其日常管理由生物制品审评与研究中心下设的管理办公室负责。这些咨询委员会分别是：血液产品咨询委员会，细胞、组织和基因治疗产品咨询委员会，疫苗和相关生物制品咨询委员会，过敏产品咨询委员会，传染性海绵状脑病咨询委员会。其中，前3个咨询委员会与生物制品审评与研究中心审评科室的设置相对应（图2-13）。

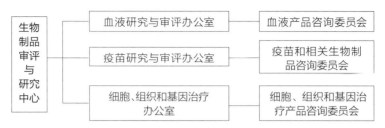

图2-13　生物制品审评咨询委员会与审评部门设置的关系

（三）毒理咨询委员会

与毒理领域专家咨询相关的是国家毒理学研究中心科学咨询委员会（Toxicological Research, Science Advisory Board）。它为国家毒理学研究中心主任就研究项目的设立、实施和评估提供建议，帮助FDA局长履行监管职责；它提供跨学科的审评以确保国家毒理学研究中心的研究项目在科学上是正确的和相关的。

二、咨询委员会的成员

咨询委员会成员包括四类成员，分别是学者、专家或临床医生，消费者代表，患者代表，行业代表。

（一）学者、专家或临床医生

咨询委员会的主要成员包括化学家、牙医、流行病学家、微生物学家、医生、物理学家、统计学家、毒理学家等。专家学者们认真研究药物研究和审评中的问题，向FDA提供意见建议，FDA向社会和行业公开专家们的意见。

以表2-1尚有职位空缺的3个咨询委员会为例，说明与某类药品相关的咨询委员会成员的专业领域。

表2-1　咨询委员会空缺职位的专业领域

委员会	审评药品的类别	咨询委员会成员的专业领域	空缺
麻醉剂和镇痛剂咨询委员会	用于麻醉学和外科的人用药品	麻醉学、外科、流行病学或统计学和相关专业领域	2
皮肤科和眼科药品咨询委员会	用于皮肤科和眼科疾病的药品	皮肤病学、眼科学、内科学、病理学、免疫学、流行病学或统计学和相关专业领域	1
胃肠道药品咨询委员会	用于治疗胃肠道疾病的药品	胃肠病学、内分泌学、外科学、临床药理学、生理学、病理学、肝功能、运动性、食管炎、统计学	1

由表2-1可见，关于某类药品的咨询委员会成员，不仅限于该类药品相关疾病的专家，还涉及相关学科的专家，例如麻醉剂和镇痛剂咨询委员会包括外科专家，也涉及流行病学、统计学等基础学科的专家。

（二）消费者代表和患者代表

消费者代表可以更好地表达消费者的权利和需求，患者代表可以表达患者的具体需要和偏好。他们的参与有助于开展更为充分、客观的交流，让利害关系人更好地参与药品监管政策和决定，让风险/收益决定更为理性，通过让最受影响者参与监管，使得FDA的程序和决定合法化。

1. 消费者代表

消费者代表必须能分析科学数据，理解研究设计，有能力讨论收益和风险，并能评价在审产品的安全性和有效性。消费者代表还要与消费者组织和相关协会等组织有联系，并能积极参与这些组织的活动。消费者代表的作用在于，在咨询委员会的事务和行动中代表消费者的立场，作为咨询委员会和利益相关的消费者、协会、联盟和消费者组织之间的联系人，针对影响消费者的科学问题，促进与咨询委员会的对话。

2. 患者代表

患者代表代表着患者或患者家属的利益或观点，一般参加涉及用于治疗患有严重疾病或危及生命疾病的药品或生物制品的咨询委员会会议。患者代表必须具备与特定疾病的相关知识或切身体验，并能通过与患者团体、协会或组织的沟通表达相关的意见和诉求，以更好地参与咨询委员会活动。

（三）行业代表

行业代表是被同行推选出来的个人，在咨询委员会中代表产业的观点。行业代表可以在咨询委员会会议上讨论问题，但没有投票权，行业代表不代表任何特定申请人，主要为受影响的产业代言。行业代表主要功能是在咨询委员会中形成平衡磋商机制，为受影响的产业提出需要考虑的共性问题和可能的其他问题，并代表行业协会和各类组织，就存在的各类问题发表意见。

三、咨询委员会的工作方式

咨询委员会的工作方式主要是咨询委员会会议。可能基于下列一个或多个原因，来举行咨询委员会会议，但不限于下列原因。原因包括：①当申请涉及新分子实体；②临床研究设计使用了新的临床终点或替代终点；③药品或生物制品存在安全性和/或有效性的重要问题；④在疾病诊断、痊愈、缓解、治疗或预防中，就该药品或生物制品的作用而言，申请引发了重大公共卫生问题。

咨询委员会向FDA提供意见或建议主要通过两种方式：①FDA将考虑在咨询委员会成员之间的讨论和意见交流，以及在咨询委员会会议讨论期间，委员个人提出的建议和提议；②咨询委员会在委员会会议期间就事先提出的某个问题或一系列问题投票表决。当FDA做出最终监管决定时，它将认真考虑咨询委员会的建议，包括咨询委员会的审议和表决。

第四节　药品审评活动的经费与药品审评收费

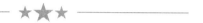

在美国，药品审评收费制度的引入，也因为当时面临新药上市的"时滞"（time lag）现象。在此背景下美国于1992年颁布了《处方药使用者付费法案》（PDUFA Ⅰ），规定可将所收的监管费用于药品审评工作，这包括全部新药申请、部分法定的"书面新药申请"、抗生素申请以及产品许可申请。通过监管收费充实了审评资源，推动了审评绩效的改善。

一、药品审评收费的依据

（一）《处方药使用者付费法》的演进

1992年美国国会颁布了《处方药使用者付费法》（PDUFA Ⅰ），授权食品和药品管理局（FDA）向申请药品和生物制品上市的公司收取使用者费用，这部法律有效期为5年，截止至1997年底有效。此后每5年重新授权一次。最近一次授权在2012年7月9日，总统签署了《食品药品管理局安全和创新法》（FDASIA），其中包括对PDUFA的再授权（PDUFA Ⅴ），将PDUFA的有效期延至2017年9月30日（表2-2）。

表2-2 各部《处方药使用者付费法案》的简要比较

	PDUFA I	PDUFA II	PDUFA III	PDUFA IV	PDUFA V
财年	1992—1997	1998—2002	2003—2007	2008—2012	2013—2017
法律	《处方药使用者付费法》	《食品和药品管理局现代化法》	《公共健康安全和生物恐怖活动应对法》	《食品药品管理局法修正案》	《食品药品管理局安全和创新法》
绩效目标	加速申请审查	加速药物研发	纯化程序——从药物研发到申请审评到上市后安全监控	确保有力的上市前审评和上市后安全	提高新分子实体和新生物制品申请审评的效率和有效性
具体情况	消灭了在早年因资源不足而造成的迟滞	改善了FDA与申办人之间在药品研发过程中的沟通	为改善申请提交以及FDA与申办者的互动提供了激励；授权使用者付费用于上市后风险管理	拓宽和提升了药品安全项目，并强化专有名称的审评，减少了施药错误	减少许可所需的审评周期数量；通过要求电子化提交改善药品审评效率

在历次再授权过程中，《处方药使用者付费法》规定的使用者费用可用于支出的范围日渐扩大。例如，PDUFA III授权FDA将使用者费用用于上市后风险管理的某些方面，包括产品在许可后3年内的不良反应监测，而PDUFA IV又延长了使用者费用用于不良反应监测的时间（图2-14）。

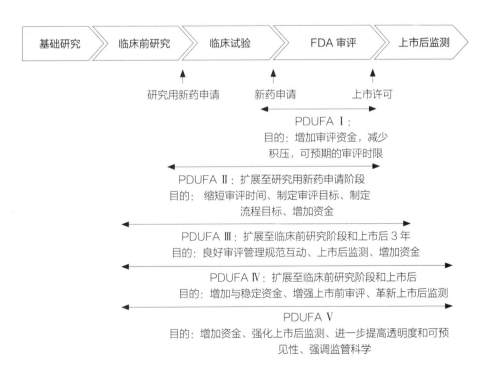

图2-14 PDUFA I 到PDUFA V覆盖范围的变迁

（二）药品审评收费的收费标准

当前，PDUFA V 规定的使用者付费项目具体包括人用药品申请费（Application Fees）和补充申请费（Supplement Application Fees）、处方药设施费（Establishment Fess）和处方药产品费（Product Fees）3类，具体执行的费率根据某些因素在下一财政年度开始之日60日之前确定，并公布在《联邦登记》上。近十年的收费标准见表2-3。

表2-3　PDUFA历年收费标准（2008年—2017年）（单位：美元）

财年	申请费	设施费	产品费
2008	1,178,000	392,700	65,030
2009	1,247,200	425,600	71,520
2010	1,405,500	457,200	79,720
2011	1,542,000	497,200	86,520
2012	1,841,500	502,100	98,970
2013	1,985,800	526,500	98,380
2014	2,169,100	554,600	104,060
2015	2,335,200	569,200	110,370
2016	2,374,200	585,200	114,450
2017	2,038,100	512,200	97,750

1. 申请费

如果一份人用药品申请要求附有与安全性或有效性相关的临床数据（生物利用度或生物等效性研究除外），那么，在申请许可时应缴纳全额申请费。如果一份人用药品审评不要求附有与安全性或有效性相关的临床数据，那么，在申请许可时应缴纳申请费的一半。如果一份补充申请要求附有与安全性或有效性相关的临床数据（除外生物利用度或生物等效性研究），那么在申请许可时应缴纳申请费的一半。申请费的金额根据提交申请或补充申请的时间而定。

这里的人用药品申请指的是：根据《联邦食品、药品和化妆品法》第505(b)条提交的新药申请；或根据《公共卫生法》第351条提交的生物制品申请。补充药品申请是指，申请许可改变已许可的人用药品申请。

2. 设施费

设施费收取的对象是药品申请的申请人。在已获得许可的药品申请中，作为生产该药品的设施，针对所列出的每个处方药生产厂房设施，都应缴纳年费。

每个设施仅缴纳一项年费。当一个设施被列入由多个申请人提交的一份人用药品申请时，该财政年度的设施费应当由在该设施中生产处方药的申请人之间均摊。

处方药设施是指一个位于国外或国内的业务场所，它所在的物理地址包括一个建筑物，或多个相距5英里以内的建筑物，在该场所生产（不包括包装）一种或多种处方药的最终剂型。

如果某个处方药设施在该财政年度未生产这种处方药，该设施无需缴纳年费。如果处方药生产开始于某年，且在设施费评估完成以后，将不再评估当年的设施费。不应在前一财政年度豁免费用的设施中生产该产品。

3. 产品年费

药品许可的申请人应当为每种处方药产品支付年费。这些费用应当在每年的10月1日之前缴纳，在每个财政年度只需为每种处方药缴纳一次处方药产品费。

（三）收费标准的确定和调整

收费总额的确定采取基数加调整因素的方式，还应特别包括用于药品安全的额外费用收入。确定的收费总额中，来自申请费、处方药设施费和处方药产品费的费用各占三分之一。这里的调整因素是指工作负荷调整因素，局长应当根据商用研究性新药申请的总量变化等情况，来确定需要增加的费用数额。

美国《食品、药品和化妆品法》第736(c)条规定了收费标准调整应当考虑的因素，具体包括通货膨胀方面的因素（城市消费品价格指数的总体变化、上一财政年度基本工资的总体变化、FDA全职工作职位成本的年平均变化等）、工作量方面的因素（FDA局长收到的人用药品申请、疗效补充申请和生产补充申请的总量的变化等）、租金和与租金相关的成本等因素。另外，在2017年（PDUFA V实施的最后一年），局长还可以根据情况对费用进行必要的增加和减少，例如，可以将节余的费用用于减少下一财政年度收取的费用。

应当在下一财政年度开始之日60日之前，基于收入总额和各项调整因素，确定下一财政年度的申请费、产品年费和设施费。但调整之后收取的费用总额不得超过该年度用于人用药品申请审评程序的费用总额。

（四）要求提交收费情况报告

美国《食品、药品和化妆品法》第736B条设定了提交收费情况报告的要求。具体而言，该法第736B条(b)款规定，在每个财政年度结束后120日以内，卫生和人类服务部部长应当向参议院卫生、教育、劳工和养老金委员会和众议院能源和贸易委员会提交一份关于该财政年度收费情况的财务报告和绩效报告，这些报告应当在FDA网站上向公众公开。

（五）收费标准的重新批准

美国《联邦食品、药品和化妆品法》第736B条规定了如何重新批准药品监管的收费标准。针对药品审评程序的目标和实现目标的方案，部长应当先向国会相关委员会、科学家、卫生保健专家、患者和消费者组织代表和被规制企业咨询。在与被规制企业开始谈判之前，应当征求公众意见。在谈判过程中，仍应与患者和消费者支持组织代表定期磋商。在谈判之后，由公众对所达成的建议进行审查，之后，将修改后的建议提交给国会。谈判记录应该在FDA网站上公开，记录应当包括各方的实质性建议、主要争议或不同意见、解决的方案。

二、药品审评收费的减免

（一）审评收费的豁免与减少

根据《联邦食品、药品和化妆品法》第736(d)条的规定，如有下列情形之一，可能豁免或减少一种或几种收费：①为保护公众健康而必要的减免；②由于资源有限或其他情形，估计收费将对创新造成明显阻碍；③费用将超过FDA现在和未来为审评该新药申请而发生的预计成本；④申请人是首次提交人用药品申请的小企业。

1. 保护公众健康的需要

根据《联邦食品、药品和化妆品法》第736条(d)(1)(A)款的规定，如果FDA发现，申请同时满足下列两项标准：①该药品保护公众健康；②申请人证实，减免费用对于继续保护公众健康的活动是必要的，那么，FDA可能准予为保护公众健康而减免使用者费用。

2. 鼓励创新的需要

根据《联邦食品、药品和化妆品法》第736条(d)(1)(b)款的规定，如果FDA发现，申请同时满足下列两项标准：①申请人研发的该产品或其他产品或技术是创新的；②费用对申请人研发、生产或销售创新药或实施创新技术的能力构成重大阻碍，那么，FDA可能准予为鼓励创新而减免使用者费用。

3. 判定财务因素时所考虑的因素

根据《联邦食品、药品和化妆品法》第736(d)(2)条的规定，当基于公众健康或创新的需求，考虑收费减免申请时，FDA考虑的是申请人及其企业的财务资源和情况。这里的申请人是指，负责支付使用者费用的人，他具有获得费用减免的资格。相应地，法律不准许缴费主体之外的市场主体，如并非附属企业的配送商，具有减免缴费的资格。

要判断使用者付费是否阻碍了创新，或者减免该费用是否为保护公众健康所必需，其重要因素之一是，申请人及其附属企业资源有限。在进行这种判断时，对于一般申请人和政府机构申请人，FDA考虑的因素不同，分述如下。

（1）一般申请人　在判断申请人是否资源有限时，FDA将考虑申请人及其附属企业的年度总收入，以及其他可用的资产，包括净收入、现金和总资产，也可能考虑其近期发行股票的情况，以及出售股份获得的可用资金。

自2011财政年度以来，基于审评收费的目标，FDA决定，如果申请人（包括附属企业）的财务资源少于2千万美元的，就认定其只有有限的资源。如果申请人的财务资源超过2千万美元，通常不会认为其资源有限。

（2）政府机构申请人　当申请人是联邦政府或州政府机构时，FDA对申请人财务资源的考虑有所区别。FDA认为，出于审评收费的目标，如果联邦政府或州政府机构从该药品的销售获得的年度总收入少于2千万美元，其资源就是有限的。

4. 收费超过成本时的减免

根据《联邦食品、药品和化妆品法》第736条(d)(1)(c)款的规定，当FDA发现，申请人的付费将超过预期的药品审评成本时，FDA准许减免费用。申请人必须在该费用应付之日起180日内，以所缴费用超过成本为由，申请费用减免。

FDA审查收费超过成本的程序包括三个步骤：即确定标准审评成本；估算申请人申请的成本；决定是否豁免。

（1）确定标准审评成本　为确定审评费用是否超过了审评成本，FDA需要确定，申请减免的申请人所提交的人用药品申请审评，在现在和未来已发生或预计发生的成本。在做出决定时，可能使用标准成本。1993财年的标准成本由Arthur Andersen & Co确定。FDA根据后续年份的收入和审评工作负荷数据，计算出后续年份的标准成本。

（2）估算申请人的成本　在收到因申请费用超出审评成本的收费减免申请后，FDA将为申请人在1992年9月1日以后提交的人用药品或补充申请编纂一份完整列表，包括未决的申请或已受理的申请。FDA将针对每份适格申请，确定估算的标准成本。FDA审评的成本也包括审评申请人附属企业提交申请的成本。FDA对估算的申请人及其附属企业的成本加以汇总，以估算与申请人相关审评工作的全部成本。

（3）决定是否豁免　FDA计算自1992年以来，申请人及其附属企业已经支付或将要支付的缴费总和，这包括申请费、产品费和设施年费，但需扣除此前已经减免的费用。然后，FDA将审评总成本与申请人所缴纳总费用相比较。如果审评总成本超过缴纳总费用，那么将拒绝减免；如果申请总费用超出了审评总成本，那么，FDA将减免超出的部分，直至全额豁免所申请的金额。

5. 小企业

就小企业申请费豁免而言，适格的申请人应满足下列条件：①申请人雇佣的雇员少于500人，包括附属企业的雇员；②申请人没有任何一种药品已被许可，且已投入州际的贸易；③包括申请人的附属企业在内，申请人是首次提交人用药品申请。

就小企业豁免申请的处理程序而言，FDA和小企业管理局（Small Business Administration）一起工作，来确定申请人及其附属企业的规模。FDA请小企业管理局确定哪些公司是申请人的附属企业，以及申请人及其附属企业的雇员规模。在收到FDA的要求之后，小企业管理局咨询申请人，并基于该局的规章，确定申请人及其附属企业的雇员数量。

小企业管理局联系申请人，可能要求申请人以适当的表格和细节提供下列信息：①认定规模的申请；②公司章程和规章制度的副本；③公司上一年的利害关系人陈述；④此前12个月在每个发工资期间公司雇佣的全职、兼职、临时的雇员数量统计分析。公司不应将小企业管理局要求的信息提交给FDA，也不应在小企业管理局与其联系之前提交给小企业管理局。如果公司未能向小企业管理局提交信息，则小企业的收费豁免将被否决。

一旦小企业管理局对申请人的附属企业加以确证，并确定申请人是否具有小企业资格，FDA将评估申请人是否符合小企业豁免的其他标准。FDA将检索它的记录，以确定申请人或其附属企业是否提交过人用药品申请，或申请人是否有药品已获得了许可。如果申请人符合小企业豁免的全部标准，FDA将通知申请人给予豁免。

6. 近年来实际豁免费用

出于保护公众健康，鼓励创新，防止缴纳费用超过审评成本，促进小企业发展等需要，都可能导致使用者付费的豁免，但从近十年的实际情况来看，适用相对较多的是小企业豁免。表2-4为在2006年至2015年9月30日间，豁免的处方药使用者付费费用总金额。

表2-4　2006年—2015年9月30日间处方药使用者付费豁免总金额

豁免	申请费			产品费		设施费		豁免总金额
	小企业豁免	杂项豁免	豁免金额	批准豁免	豁免金额	批准豁免	豁免金额	
2006	11.0	13.0	$18,417,600	22.0	$926,860	12.2	$3,223,704	$22,568,164
2007	14.0	14.0	$25,093,600	25.8	$1,283,844	13.1	$4,095,372	$30,472,816
2008	26.0	21.0	$55,366,000	17.1	$1,112,130	7.8	$3,053,420	$59,531,550
2009	17.0	10.0	$33,674,400	20.9	$1,494,443	2.9	$1,215,818	$36,384,660
2010	21.4	13.1	$48,520,696	15.9	$1,265,807	5.7	$2,621,489	$52,407,992
2011	16.5	8.5	$38,550,000	29.4	$2,541,739	4.7	$2,345,858	$43,437,596

豁免	申请费			产品费		设施费		豁免总金额
	小企业豁免	杂项豁免	豁免金额	批准豁免	豁免金额	批准豁免	豁免金额	
2012	17.0	5.0	$40,513,000	12.0	$1,187,640	7.3	$3,812,333	$45,512,973
2013	11.5	10.5	$43,093,600	20.0	$1,967,600	6.6	$3,480,750	$48,541,950
2014	16.5	5.0	$46,635,650	13.0	$1,352,780	6.8	$3,789,767	$51,778,191
2015	13.0	3.0	$37,363,200	4.0	$441,480	2.2	$1,233,267	$39,037,947

（二）审评收费的例外与退还

在特定情况下，对于罕见病用药，对于联邦或州政府机构的申请，可以免缴申请收费。当FDA未开展实质性工作，申请人即撤回申请时，可以退还部分费用。

1. 已认定的罕见病用药

（1）申请费 根据《联邦食品、药品和化妆品法》第736(a)(1)(F)条的规定，如果一种药品根据该法第526条被认定为罕见疾病或症状用药，除非这份人用药品申请中还包括罕见疾病或症状之外的适应证，否则该药品的人用药品申请不缴纳申请费。如果一种药品已被认定为罕见疾病或症状用药，那么，当疗效补充申请中含有的新适应证与被认定的罕见疾病相关时，该补充申请不缴纳申请费。

如果申请或补充申请具有罕见病用药例外资格，申请人不需要向FDA提交书面申请。申请人只需要在完成和提交使用者付费首页（FDA表格3397）时，告知FDA罕见病用药例外。使用者付费首页将被纳入申请或补充申请，并用在附函中用简要陈述声明罕见病用药例外。

（2）产品年费和设施费 根据《联邦食品、药品和化妆品法》第736(k)条的规定，如果一种药品根据该法第526条被认定为罕见疾病或症状用药，并根据该法第505条（新药申请）或《公共卫生法》第351条（生物制品申请）获得许可，当该药品符合该法适用于减免产品费和设施费的公共健康要求时，可以减免产品年费和设施费。此外，在申请费用例外的前一年，申请人在全球范围内的总收入不得超过5千万美元。

寻求准许这种例外的申请人应当提交一份证明，证明在申请之前的12个月中，该公司（包括附属企业）在全球范围内的总收入不超过5千万美元。

（3）近年来的罕见病用药使用者费用例外 罕见病用药的产品费和设施费例外源自2008年生效的立法，表2-5列举的是，在2008年至2015年9月30日间，PDUFA费用罕见病用药例外总金额。

表2-5   2008年至2015年9月30日前PDUFA费用罕见病用药例外总金额

例外	申请费		产品费		设施费		例外总金额
	罕见病用药例外	例外金额	罕见病用药例外	例外金额	罕见病用药例外	例外金额	
2008	27.8	$32,689,500	14.0	$910,420	5.2	$2,056,963	$35,656,883
2009	23.8	$29,621,000	16.0	$1,144,320	7.4	$3,169,869	$33,935,189
2010	21.8	$30,569,625	28.0	$2,232,160	11.5	$5,252,314	$38,054,099
2011	33.0	$50,886,000	33.0	$2,855,160	16.0	$7,976,082	$61,717,242
2012	36.6	$67,306,825	30.0	$2,969,100	12.1	$6,311,414	$76,587,339
2013	34.6	$67,823,450	51.0	$5,017,380	18.2	$9,591,953	$82,432,783
2014	38.5	$83,510,350	38.0	$3,954,280	16.3	$9,050,702	$96,515,332
2015	58.5	$136,609,200	30.0	$3,311,100	14.7	$8,349,595	$148,269,895

表2-6为2008年以来，美国获得上市许可的罕见病用药与总许可新药的对比。在2008年至2013年间，罕见病用药占总许可量的百分比，在33%左右波动。在2013年至2015年间，其占比明显呈增加趋势，直至2015年的47%，这部分原因可能在于罕见病用药申请费用的例外，构成了研发罕见病药物的激励（图2-15）。

表2-6   2008年至2015年间，美国每年批准的罕见病用药和新药数量

	2008	2009	2010	2011	2012	2013	2014	2015
罕见病用药	8	9	6	11	13	9	17	21
总批准新药	24	26	21	30	39	27	41	45

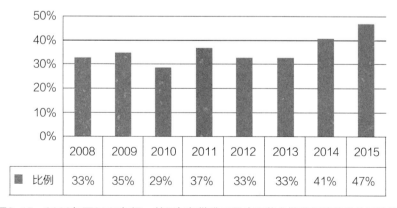

	2008	2009	2010	2011	2012	2013	2014	2015
比例	33%	35%	29%	37%	33%	33%	41%	47%

图2-15   2008年至2015年间，美国每年批准罕见病用药占批准新药数量的百分比

2. 联邦或州政府机构

根据《联邦食品、药品和化妆品法》第735条(1)款的规定，联邦政府或州政府机构为非商业销售的目的，提交的药品申请不应被视为"人用药品申请"。那么将无需缴纳申请费，也无需缴纳产品年费和设施费。

3. 无实质性工作

根据《联邦食品、药品和化妆品法》第736(a)(1)(G)条的规定，如果申请人在立卷后撤回申请或补充申请，而且FDA对该申请或补充申请尚未展开实质性工作，那么FDA可能退还费用或部分费用。

三、药品审评活动的经费来源与使用

《联邦食品、药品和化妆品法》第735条界定了人用药品申请审评程序及可能纳入该程序的成本，它们被概括称为"PDUFA项目"。PDUFA项目的经费来源包括了财政拨款，也包括了药品审评中收取的使用者付费。

（一）PDUFA项目的资金来源与实际支出

1. PDUFA 项目的资金来源概况

PDUFA项目的经费来自财政拨款和使用者付费，项目经费支持了美国FDA的药品审评与研究中心（CDER）、生物制品审评与研究中心（CBER）、监管事务办公室及FDA总部的活动（表2-7）。

表2-7　PDUFA项目—总成本资金来源的历史趋势

财政年度	总支出	来自拨款的支出	拨款	来自PDUFA费的支出	PDUFA费
2006	$524,303,323	$218,659,186	42%	$305,644,137	58%
2007	$575,005,992	$254,576,372	44%	$320,429,620	56%
2008	$713,900,390	$263,113,555	37%	$450,786,835	63%
2009	$855,426,294	$343,374,894	40%	$512,051,400	60%
2010	$931,845,581	$358,587,181	38%	$573,258,400	62%
2011	$1,025,621,707	$397,795,307	39%	$627,826,400	61%

财政年度	总支出	来自拨款的支出	拨款	来自PDUFA费的支出	PDUFA费
2012	$1,032,419,218	$395,490,417	38%	$636,928,801	62%
2013	$966,169,007	$299,267,407	31%	$666,901,600	69%
2014	$1,077,263,695	$343,539,748	32%	$733,723,947	68%
2015	$1,127,664,528	$331,598,549	29%	$796,065,980	71%

由表2-7导出图2-16的柱形图，可见使用者付费在PDUFA项目的资金来源所占比例日渐增加。在2008财年至2012财年，使用者付费占总经费来源的60%左右，但自PDUFA V实施以来，即2013财年以来，使用者付费已占总经费来源的约70%，成为PDUFA项目的主要资金来源。

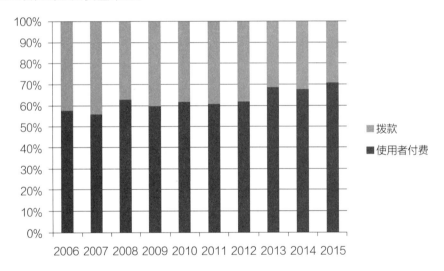

图2-16　2006年至2015年间，历年使用者付费和拨款占总经费的百分比

2. PDUFA 项目的实际支出概况

表2-8展示了过去十年中PDUFA项目的总成本（非使用者付费拨款和使用者付费），以及分别用于药品审评与研究中心（CDER），生物制品审评与研究中心（CBER），监管事务办公室（ORA），FDA总部（HQ）的金额和百分比。

表2-8　PDUFA项目组织总成本的历史趋势

	总支出	CDER支出	CDER	CBER支出	CBER	ORA支出	ORA	HQ支出	HQ
2006	$524,303,323	$363,449,183	69%	$103,800,146	20%	$23,260,052	5%	$33,793,942	6%
2007	$575,005,992	$385,939,977	67%	$122,871,873	21%	$25,860,072	5%	$40,334,070	7%
2008	$713,900,390	$493,748,819	69%	$145,080,623	20%	$27,811,039	4%	$47,259,909	7%
2009	$855,426,294	$585,414,578	68%	$170,363,705	20%	$36,509,080	4%	$63,138,931	8%
2010	$931,845,581	$640,509,784	69%	$176,353,112	19%	$34,968,204	4%	$80,014,481	8%
2011	$1,025,621,707	$719,677,685	70%	$199,895,537	20%	$37,783,238	4%	$68,265,247	6%
2012	$1,032,419,218	$714,461,517	69%	$201,589,189	20%	$37,186,485	4%	$79,182,0278	7%
2013	$966,169,007	$661,662,397	68%	$191,204,309	20%	$31,508,236	3%	$81,794,065	9%
2014	$1,077,263,695	$732,426,835	68%	$225,907,603	21%	$34,166,935	3%	$84,672,322	8%
2015	$1,127,664,528	$779,711,530	69%	$235,182,801	21%	$30,716,326	3%	$82,053,871	7%

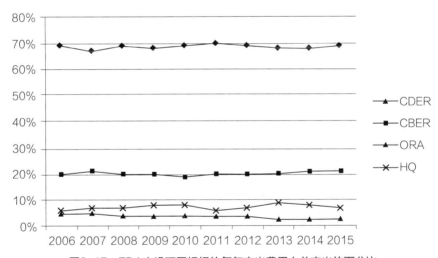

图2-17　FDA内设不同组织的每年支出费用占总支出的百分比

　　由表2-8导出的趋势图（图2-17）可见，在过去十年中，用于FDA不同部分支出的百分比保持了必要的稳定，药品审评与研究中心约占总支出的69%，生物制品审评与研究中心约占总支出的20%。

　　3. 2014年与2015年的具体支出

　　处方药使用者收费的具体支出可以分为人员薪资福利和非支付成本。人员薪资福利包括全职人员、非全职人员和其他人员的薪资和津贴等。非支付成本包括差旅、运输、租金、通讯、印刷和复制、其他契约服务、供应和材料、设备等的费用（表2-9）。

表2-9　2014、2015财年处方药使用者费用的目标类别开支分解

目标类别支出	2014财年	2015财年	2016财年
人员薪资福利			
全职	$264,434,786	$253,569,853	$271,089,797
非全职	$30,685,300	$39,952,307	$42,029,263
其他人员津贴	$17,598,600	$39,201,732	$44,330,504
军事人员	$20,496,800	$22,658,647	$24,838,950
特殊人员服务报酬	$157,500	$74,871	$82,038
文职人员津贴	$92,559,193	$100,041,201	$109,367,751
军事人员津贴	$10,734,900	$11,940,951	$13,561,783
前员工津贴	$97,350	$400,000	$13,526
人员薪资福利总额	$436,764,429	$467,839,561	$505,313,611
非支付成本			
人员差旅	$5,649,155	$6,104,013	$7,571,725
物品运输	$153,536	$42,851	$119,037
向GSA支付租金	$24,548,265	$27,390,280	$25,512,000
向其他人支付租金	$3,376,008	$129,508	$801,706
通讯、设施和杂项	$11,481,425	$68,577	$3,875,121
印刷和复制	$364,877	$726,120	$12,435
其他契约服务：			
咨询服务	$20,653,352	$7,931,206	$17,079,000
其他服务	$110,298,006	$119,156,328	$123,829,216
从政府账户购买物品或服务	$56,625,818	$76,568,311	$70,351,072
设施运营和维护	$7,697,964	$18,102,687	$15,867,681
研究和开发合同	$16,661,037	$12,246,672	$22,593,219
设备运营和维护	$6.699.571	$24.603.889	$13,913,427
支持人员和生计	$0	$0	$0
供应和材料	$9,811,261	$8,301,867	$7,764,725
设备	$13,439,407	$13,091,691	$10,374,776
土地和结构	$0	$0	$0
补助、补贴和捐赠	$9,201,591	$13,762,417	$11,896,344
保险索赔和赔偿金	$276,206	$0	$0
账户利息	$21,645	$0	$0
可收取的－已收取的	$393	$0	$0
非支付成本总额	$296,959,518	$328,226,416	$331,561,485
合计	$733,723,947	$796,065,980	$836,875,096

来源：FDA, FY2015 PDUFA Financial Report, 5-6(2016);
　　　FDA, FY 2016 PDUFA Financial Report, 5-6(2017).

（二）PDUFA项目的成本构成

FDA与PDUFA项目相关组织的成本见表2-10。

表2-10　FDA与PDUFA项目相关组织的成本

FDA组织	成本类别
药品审评与研究中心	审评新药申请、生物制品申请、补充申请的成本
生物制品审评与研究中心	审评新药申请、生物制品申请、补充申请的成本
监管事务办公室	现场检查与调查的成本
总部	一般和管理成本

1．审评中心的成本

（1）直接审评与实验室的成本　CDER和CBER中从事直接审评和实验室工作的雇员，要在每个财政年度，就8周的活动安排进行说明。即就每季度的活动，说明2周的具体安排。这构成了根据活动安排确定其相应成本的基础。进而可用于估算整个中心在整个财年内所发生的相关成本。

（2）间接审评与支持的成本　间接审评与支持要素是审评程序的基础设施。在CDER中，这些要素包括中心主任办公室、管理办公室、交流办公室、战略项目办公室和执行项目办公室（Office of Executive Programs）的一部分。在CBER中，这些要素包括中心主任办公室、管理办公室、对外沟通交流和发展办公室。

FDA假设管理与行政人员支持PDUFA项目的时间，相当于中心的直接审评与实验室人员用于药品审评活动的时间，并以此来估算相应的成本。

（3）审评中心范围内的成本　大量中心范围内的成本和FDA范围内的开支，由中心或FDA的中央账户支付，而非分配给特定中心或中心内部部门或办公室。这些成本包括租金、通讯和设施成本、某些计算机设备和支持成本，为FDA所有项目和活动提供支持的共享行政成本。可将使用者付费用于支付这些成本。

2．监管事务办公室的成本

监管事务办公室的成本包括进行所有现场检查、调查和实验室分析的成本。这些成本发生于FDA区域办公室和总部办公室层面，包括许可前生产设施检查、临床研究调查和样本分析检验的成本，由区域业绩与合规追踪系统（Field Accomplishment and Compliance Tracking System, FACTS）追踪。

这里的成本既包括进行区域检查与调查等活动的直接成本，还包括行政人员和管理人员为支持这些活动付出的成本，以及与药品审评相关的运行成本和其他成本（包括租金、与租金相关的、共享服务等适用于PDUFA项目的成本）（表2-11）。

表2-11 PDUFA项目用于监管事务办公室的成本

成本要素	2014财年	2015财年	2016财年
使用的人员相当于全职人员的数量	148	125	157
平均薪水和津贴	$120,952	$124,714	$124,404
全部薪水和津贴	$17,900,896	$15,570,436	$19,531,428
运营和其他成本	$16,266,039	$15,145,890	$20,982,379
合计	$34,166,935	$30,716,326	$40,513,807

3. FDA总部的成本

FDA的一般和管理成本包括发生在FDA总部的所有成本，FDA总部包括下列办公室：局长直属办公室及其附属机构：首席顾问办公室、局长顾问办公室、外部事务办公室、执行秘书办公室，政策、规划、立法和分析办公室，女性健康办公室、少数民族健康办公室，首席科学家办公室（国家毒理学研究中心除外）；运行司；食品和兽药司（食品安全和应用营养中心、兽药中心除外）；药品和烟草司（药品审评与研究中心、生物制品审评与研究中心、医疗器械与辐射健康中心、烟草制品中心除外）；全球监管运行与政策司（监管事务办公室除外）。

简言之，FDA总部成本包括FDA的全部成本，6个以产品为导向的中心、监管事务办公室和国家毒理学研究中心除外。

（三）PDUFA项目费用的支出

药品审评收费可以用于支付人用药品审评程序产生的费用和为人用药品申请审评程序配置的资源的成本。

1. 人用药品审评程序产生的费用

下列活动的成本属于人用药品申请审评程序产生的成本。

（1）所有研究用新药审评活动，包括修正。

（2）所有新药申请和生物制品申请的审评活动，包括申请的补充和修正。

（3）与人用药品审评相关的规章和政策制定活动。

（4）就所涉及的申请或补充申请举行的FDA与申办者会议。

（5）在许可所涉及的申请或补充申请前进行的标签审评和对最初上市前广告的审评。

（6）对上市后研究和临床试验的审评。

（7）作为对未决申请或补充申请审评的一部分，实施的设施检查。

（8）对所涉及生物制品的批签发活动。

（9）为确保所涉及生物制品批次之间的一致性和可靠性进行的试验开发和验证。

（10）对与人用药品申请审评相关联的临床和其他研究进行监控。

（11）使用者付费法的实施活动。

（12）与人用药品审评程序相关的研究。

（13）与在人用药品申请或补充申请项下获得许可的药品相关的上市后安全活动，包括下列活动：第一，搜集、发展、审查已许可药品的安全信息，包括不良反应报告；第二，开发和使用改进的不良事件数据搜集系统，包括信息技术系统；第三，开发和使用改进的分析工具来评估潜在的安全问题，包括获得内部数据库；第四，实施和执行《联邦食品、药品和化妆品法》第505条(o)款关于许可后研究、临床试验和标签改变的规定，以及该法第505条(p)款关于风险评估和减低策略的规定；第五，实施《联邦食品、药品和化妆品法》第505条(k) (5)款关于不良反应报告和上市后安全活动的规定。

2. 为人用药品申请审评程序配置资源的成本

《联邦食品、药品和化妆品法》第735条(7)款界定了"为人用药品申请审评程序配置资源的成本"，即与该程序相关的下列开支，包括以下四项开支。

（1）美国联邦食品和药品管理局的官员和雇员、订约人、咨询委员会的运营成本，以及与这些官员、雇员、咨询委员会及订约人相关的费用。

（2）信息管理成本，获取、维护和修理计算机资源的成本。

（3）租赁、维护、整修和修理设施的成本，获得、维护和修理固定装置、家具、科学设备的成本，用于其他必要的材料和供给的成本。

（4）根据《联邦食品、药品和化妆品法》第736条的规定，收取使用者费用，用于审评药品申请和补充申请的资源。

（四）PDUFA项目的绩效

PDUFA Ⅴ的主要绩效目标是关于新分子实体和生物制品申请的，通过在审评申请期间为申请人与审评团队提供新的沟通机会；同时，为处理这些高度复杂的申请在审评后期出现的审评活动，为FDA和申请人提供额外审评时间，提高首轮审评的效率和有效性，并减少许可所需的审评周期数量。

PDUFA Ⅴ在努力提高监管科学水平和加速药品研发；增进监管决策中的收益-风险评估；提升FDA的药品安全体系；通过要求以电子化方式提交材料，实现电子申请数据的标准化，改善药品审评效率。

《处方药使用者付费法》始终如一的目标是加速药品研发，缩短药品审评的时间。这里选取的数据是从2007年到2015年，立卷申请数量、中间许可时间和第一轮许可比例3个绩效目标的总体实现情况。

1. 立卷的新药申请和生物制品申请的数量

图2-18展示了自2007财年至2015财年立卷的新药申请和生物制品申请的数量。总体上，在2007财年至2015财年，除2010财年和2011财年之外，立卷的新药申请和生物制品申请的数量合计都超过了120项。2015财年立卷的新药申请和生物制品申请优先和标准申请总数已经达到近年来的最大值。

立卷的全部新药申请和生物制品申请

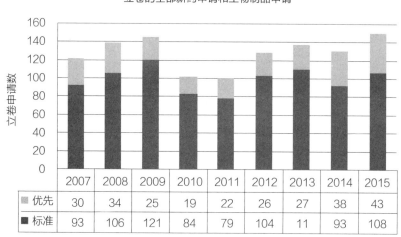

	2007	2008	2009	2010	2011	2012	2013	2014	2015
■ 优先	30	34	25	19	22	26	27	38	43
■ 标准	93	106	121	84	79	104	11	93	108

图2-18　立卷的全部新药申请和生物制品申请

2. 许可的平均时间

图2-19展示了从2007财年至2014财年优先和标准申请许可的平均时间。在2013财年平均许可时间与2011财年和2012财年相比有所增加，2014财年优先申请的许可时间未发生变化，而标准申请的平均许可时间降至10个月。

3. 首轮申请即获许可的比例

图2-20展示了在2007财年至2014财年优先和标准申请中，新药和生物制品首轮申请即获许可的比例。在2009财年至2012财年，首次申请即获许可的比例在稳定增加，在2012年达到了最高点，即62%的申请在首轮即获许可。在2014财年，60%的标准申请在首轮即获许可。对于优先申请的品种而言，在2014财年，92%的申请在首轮申请中即获许可。

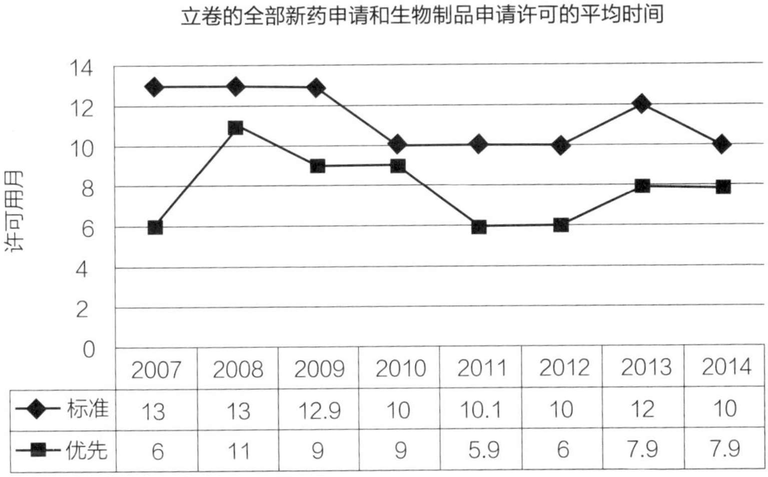

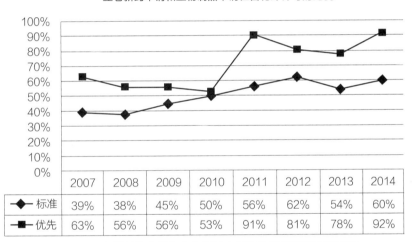

立卷的全部新药申请和生物制品申请许可的平均时间

	2007	2008	2009	2010	2011	2012	2013	2014
标准	13	13	12.9	10	10.1	10	12	10
优先	6	11	9	9	5.9	6	7.9	7.9

图2-19　立卷的全部新药申请和生物制品申请许可的平均时间

立卷新药申请和生物制品申请在首轮即许可的比例

	2007	2008	2009	2010	2011	2012	2013	2014
标准	39%	38%	45%	50%	56%	62%	54%	60%
优先	63%	56%	56%	53%	91%	81%	78%	92%

图2-20　立卷新药申请和生物制品申请在首轮即获许可的比例

4. PDUFA V项目绩效

FDA为在2012年10月1日至2017年9月30日期间受理的新药申请中的新分子实体和初始生物制品申请，建立了修正审评项目。项目的目标是：通过①在审评申请期间为申请人与审评团队提供新的沟通机会；②为处理这些高度复杂的申请在审评后期出现的审评活动，为FDA和申请人提供额外审评时间，来提高首轮审评的效率和有效性，并减少许可所需的审评周期数量。在2014财年，通过该项目受理了57份申请。到2015年9月，53份申请在目标日期内做出决定，2份申请在目标日期内未决。

（1）审评绩效　2014财年的审评绩效目标完成情况见表2-12。在PDUFA Ⅴ项目下审评的申请，审评目标自60日立卷日起算，其他申请的目标自受理之日起算。在2014财年，审评工作负荷为2563项审评活动，在此背景下，在12项绩效目标中，FDA仍有11项达到或超过了90%的绩效水平。

表2-12　2014财年审评绩效目标完成情况

提交类型	目标：90%的审评在下列时限内	2014财年绩效
初始新分子实体和生物制品优先申请	立卷日起6个月	96%
初始新分子实体和生物制品标准申请	立卷日起10个月	95%
优先非新分子实体新药申请	6个月	80%
标准非新分子实体新药申请	10个月	97%
1类再提交的新药申请和生物制品申请	2个月	100%
2类再提交的新药申请和生物制品申请	6个月	97%
优先新药申请和生物制品申请的疗效补充申请	6个月	100%
标准新药申请和生物制品申请的疗效补充申请	10个月	92%
1类再提交的疗效补充申请	2个月	100%
2类再提交的疗效补充申请	6个月	90%
要求优先许可的新药申请和生物制品申请的生产补充申请	4个月	95%
非优先许可的新药申请和生物制品申请的生产补充申请	8个月	96%

（2）程序和过程绩效　表2-13展示了在2014财年，针对会议管理、程序性回应和程序性通知，相关绩效目标实现的情况。在2014财年，与程序和过程相关的工作负荷为7904项。18项程序和过程性目标中，FDA有12项达到或超过了90%的绩效水平，且在全部目标中，都超过了70%的绩效水平。

表2-13　2014财年程序和过程绩效目标完成情况

提交类别	目标：90%在时限内审评	2014财年绩效
A类会议申请	14天	90%
B类会议申请	21天	91%
C类会议申请	21天	88%
A类会议安排	30天	73%
B类会议安排	60天	71%
C类会议安排	75天	80%
B类书面回应	60天	79%

续表

提交类别	目标：90%在时限内审评	2014财年绩效
C类书面回应	75天	86%
会议时长	30天	90%
对临床中止的回应	30天	93%
主要争端解决	30天	97%
特殊临床方案评估	45天	98%
对研究用新药阶段提交的专利名的审评	180天	99%
对与新药申请/生物制品申请一起提交的专利名的审评	90天	98%
第一轮立卷审评通知：新药申请和生物制品申请	74天	98%
第一轮立卷审评通知：疗效补充申请	74天	97%
计划审评时间轴通知：新药申请和生物制品申请	74天	100%
计划审评时间轴通知：疗效补充申请	74天	99%

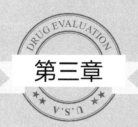

第三章 美国新药审评程序

第一节 美国新药审评程序概述

一、新药审评的主要程序步骤

（一）新药审评的时间框架

美国FDA药品审评与研究中心的新药申请和生物制品申请审评程序包括6个主要步骤，其中，提交前活动和决定后对申请人的反馈，这两个步骤发生在实际审评时间的框架外。在审评过程中，对审评进度的监控是自始至终的。自申请提交之日起，新分子实体申请和生物制品申请的标准审评（standard review）时限是12个月，优先审评（priority review）则为8个月，而其他许可申请的审评时限是，标准审评的时限为10个月，优先审评的时限为6个月（图3-1）。

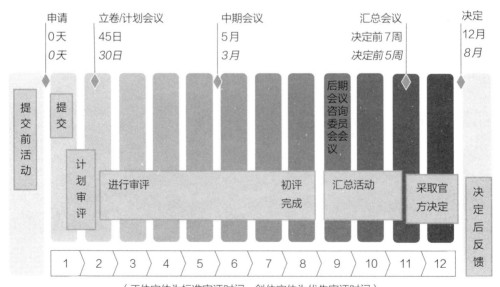

（正体字体为标准审评时间，斜体字体为优先审评时间）

图3-1 新药申请和生物制品申请的审评程序时间轴与节点

（二）新药审评程序的六个步骤

1. 提交前活动

审评程序的第一步是提交前活动，在向FDA提交申请之前，申请人可以利用这些活动来改善新药申请和生物制品申请的质量和内容，确保申请准备就绪。

2. 提交

FDA文件控制室员工收到申请并处理，随即分发到适当的审评处室。监管项目经理（Regulatory Project Manager）对新药申请/生物制品申请进行初始评估，以确定其满足特定监管要求，并已缴纳使用者费用，该申请免除费用或豁免费用。在这时，由学科团队主管任命审评员。

3. 计划审评

审评团队对新药申请/生物制品申请进行预评估。在第45日（优先审评为第30日）举行的立卷会议上，每个学科就申请的可立卷性提出建议。如果申请是可立卷的，那么，在计划会议上将进一步讨论时间轴安排，如何以较高的水平，来审查标签，审评药品。

4. 申请的科学/监管审评

在审评阶段，初级审评员（primary reviewer）分析指定的申请部分，提出标签修改，撰写审评意见；团队主管与审评员互动，并提供常规指导。对于PDUFA Ⅴ项目审评，在审评团队和申请人之间要举行审评后期会议。在PDUFA Ⅴ项目下，可以给申请再多出2个月的时间，以解决复杂的审评问题，并试图为申请中的次要问题给出补救之道。

5. 做出官方决定

基于授权签字人（Signatory Authority）对文件包的审评以及它与审评团队的讨论，授权签字人对申请做出最终决定。最终行动决定被传达给全体团队成员。

6. 决定后的反馈

在决定后为申请人提供反馈，这有助于从审评经验中学习。这可以是审评结束后，虽没有给予许可，但就此与申请人一起开会讨论。也可以是给予药品许可后，召开相关经验教训的反馈交流会。在适当时，可以将这两个会议合并为一个会议。

二、审评团队分工与职责概述

（一）审评团队职责概述

在美国，FDA对药品审评团队中不同角色的职责，相互间的关系，相互间运行和协作的程序，都做了较为详细的规定（表3–1）。

表3-1　审评团队职责概述

审评团队职责概述	
初级审评员	• 进行科学审评、标签审评，并建议行动 • 在审评时，咨询团队主管、同事和其他人 • 在团队中协作 • 提出问题，并通过审评确定可能的解决方案 • 需要时出席和参加审评团队会议 • 根据截止时限组织工作
学科团队主管	• 任命初级审评员并提供指南和反馈 • 为初级审评员提供明确的指引；常规举行会议提供反馈、讨论问题 • 解决与学科领域相关的冲突 • 在需要时出席审评团队会议 • 出席和参与关键节点团队会议 • 就可能的时间延误和问题为跨学科团队主管提出建议 • 签署通过初级审评，在需要时撰写学科团队主管的第二阶次审评意见 • 根据截止时限组织工作
跨学科团队主管	• 对团队进行日常领导并监督审评 • 与监管项目经理和学科团队主管一起工作，处理问题，并解决学科内和学科间出现的冲突，确保审评及时、有效率 • 出席所有团队会议 • 与监管项目经理一起，监控审评进度，使新药办公室了解审评状况 • 为每份申请撰写跨学科团队主管审评意见，汇总所有学科的重点和观点 • 根据截止时限组织工作
监管项目经理	• 作为审评团队的监管领导者 • 进行患者标签规则格式（PLR format）标签审评，包括74日函中的缺陷 • 与跨学科团队主管一起管理日常审评活动 • 组织和出席所有与审评相关的会议，通常为会议提供便利 • 跟踪审评进展，解决潜在审评问题，并解决阻碍，保持跨学科团队主管知情 • 作为申请人的联系人 • 维护准确的审评管理记录 • 根据截止时限组织工作
学科主任	• 负责确保学科审评和行动建议的质量和一致性 • 需要时出席关键节点团队会议
新药办公室审评科主任	• 签署非新分子实体申请 • 出席关键节点团队审评会议 • 负责确保审评决定、获得许可的标签与相关管理记录的质量 • 任命和指导跨学科团队主管，与跨学科团队主管一起工作，以确保实现审评目标 • 与跨学科团队主管一起处理审评期间出现的冲突 • 撰写第三阶次的审评"摘要"，包括对监管行动的决定或建议 • 使办公室主任了解审评状况和重大问题，根据截止时限组织工作

续表

审评团队职责概述	
新药办公室药品审评办公室主任	• 签署关于新分子实体、初始生物制品申请、其他申请的决定 • 出席关键节点团队审评会议 • 为申请撰写决定备忘录 • 与部门主任一起，确保审评决定、获得许可的标签与相关管理记录的质量 • 根据截止时限组织工作

1. 文件室员工

文件室员工负责受理文件，处理和分配申请，将所有相关文件立卷，将申请数据录入申请数据库。

2. 监管项目经理

监管项目经理与跨学科团队主管（Cross-Discipline Team Leader）共同管理审评程序，协调全部申请审评的内部和外部沟通，维护审评文件记录，对申请进行监管审评，就标签格式开展初步审评，并作为与审评相关的规章和政策的首要联系人。

3. 初级审评员

审评团队成员负责运用自己特定的科学学科专长，对负责的申请部分进行科学审评，将其审评结论制作成文件，并就对该申请采取的行动给予建议。审评团队成员通常涉及下列学科：临床医学；药理学/毒理学；产品质量，包括药品的化学、生产和控制；生物统计学（统计学）；临床药理学；临床微生物学（用于抗菌产品）；研究终点与标签开发；母婴健康（儿科审评委员会）；QT间期的跨学科研究；用药差错；风险管理分析；科学调查办公室（OSI）对生物研究的监控；合规办公室的生产质量办公室（OMQ）；处方药促销办公室（OPDP）标签；受控制物质；患者标签；较为不频繁的、逐案要求的其他学科等。

至少出现下列某一种情形时，才会将风险管理分析员任命为初级审评员：①产品是新分子实体（无论申请中是否包括拟定的风险评估和减低策略）；②申请人在申请中提交了拟定的风险评估和减低策略；③产品已经有经许可的风险评估和减低策略，而且申请人提交了新适应证申请，即申请人提交了补充的疗效申请；④已针对产品所属的药品类型，出台了风险评估和减低策略。

4. 学科团队主管 / 监督者

学科团队主管（Discipline Team Leader/Supervisor）负责对特定学科审评的日常管理，实施特定学科的次级审评，并维持学科内部监管决定的一致性。

5. 学科主任

学科主任（Discipline Directors）负责确保学科审评决定的质量和一致性。

6. 跨学科团队主管

对于含有临床数据的申请，通常由医学团队主管担任跨学科团队主管。跨学科团队主管负责审评的日常管理，考虑所有学科审评和建议，实施对整体申请的第二阶次审评，并维持监管决定的一致性和审评的导向。对于有些疗效补充申请，例如不含临床数据的疗效补充申请，不需要跨学科团队主管审评。

7. 新药办公室审评科主任

新药办公室审评科主任（OND Division Director）负责确保审评决定和相关管理记录的质量。其与跨学科团队主管一起解决审评中出现的冲突，参加审评团队节点会议，撰写审评摘要，包括决定或对监管决定的建议。

8. 授权签字人

通常药品审评办公室（ODE）主任或某审评科主任撰写第三阶次的审评意见，并对申请做出决定。对于在办公室层面签署的申请，第三阶段的审评涉及的参与人员包括：药品审评办公室监管事务副主任（ADRA）、新药办公室药理学/毒理学副主任、新药质量评估办公室（ONDQA）或生物制品办公室（OBP）的部门主任、临床药理办公室（OCP）的部门主任和生物统计学办公室主任。

（二）审评程序中的具体分工

对于新药申请和生物制品申请的审评程序而言，初级审评和次级审评的程序大致相同，只是非新分子实体申请的授权签字人为审评科主任，新分子实体申请、初始生物制品申请和其他申请的授权签字人则为药品审评办公室主任。

以药品审评办公室主任签署通过的申请为例，审评程序中不同角色的具体分工如图3-2所示。

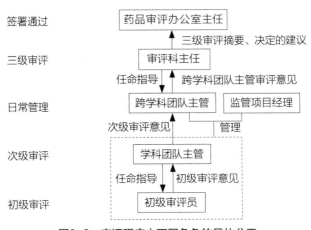

图3-2　审评程序中不同角色的具体分工

第二节　提交前会议与提交

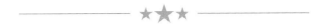

提交前活动主要是申请人与审评部门举行的提交前会议（Pre-Submission Meeting），如果会议未能对提交的技术部分全部处理，根据审评处室的裁量，可以举行提交前电子会议（Electronic Pre-Submission Meeting）。申请前会议的会议纪要由监管项目经理准备并存档。

提交阶段的过程包括：文件室受理提交的申请，监管项目经理对该申请进行合规审查，建立审评团队并分发申请，通知申请人申请已受理。

一、提交前会议

（一）会议的时机

FDA鼓励申请人在提交新药申请/生物制品申请之前，尤其是在提交新分子实体和生物制品申请之前，与适当的FDA审评处室举行会议，讨论准备提交的申请的内容。理想状态下，FDA和企业就新药研发进行互动，通过召开提交前会议，将有助于确保所有提交的申请是完整和可立卷的。通常在计划提交新药申请的2个月之前，举行提交前会议，会议的举行应当为提交申请预留足够多的时间，让申请人对FDA的反馈做出有意义的回应。

（二）会议讨论的内容

1. 会议讨论的常规内容

提交前会议讨论的内容主要包括：预期申请的格式和内容，包括标签、可适用的风险评估和减低策略、数据的表达、数据集结构、提交数据的可接受性以及计划提交申请的日期，应提交哪些标签信息和数据。

在提交前会议中，FDA和申请人将特定申请中涵盖哪些完整内容，达成一致意见。审评员将描述，在新药申请/生物制品申请中应如何表达数据，从而为审评提供便利。对这些合意和讨论制作摘要，将其作为会议结论，并刊录于会议纪要之中。

2. 讨论哪些资料可以延迟提交

对于新分子实体和生物制品申请，在提交前会议期间，FDA可能与申请人达成一致意见，在提交原始申请之后，在不迟于30日内，延迟提交一定量的申请材料。这些材料的提交，要以不对审评团队开始审评的能力产生实质性影响为限。

可能适合延迟提交的资料包括：①更新的稳定性数据（例如，用15个月的稳定性数据，来更新最初提交的12个月稳定性数据）；②当在最初提交申请资料时，提交的是临床前试验报告初稿，可以延迟提交经审计的临床前试验报告终稿。

不能延迟提交申请资料的主要部分，例如对于完整的三期临床试验研究报告，或所要求的长期安全性数据研究报告而言，应和原始申请一起提交，不能延迟提交。在会议中就延迟提交资料内容达成的一致意见，会在会议结论中做出摘要，并反映于会议纪要中。

二、受理与合规审查

所有申请的审评时间轴开始于提交的申请被受理之日。文件室受理的申请，转给审评处室的监管项目经理之后，由监管项目经理进行合规审查。

（一）文件室受理与处理

申请的纸质版本由中心文件室接收，或以电子形式由电子文件室接收，并得到处理，发放控制号，加盖日期印章，创设电子文档记录，并在适当时更新电子文档记录。新申请被转给指定审评科室的首席项目经理（Chief Project Manager）。在中心文件室接受申请3日后，审评科室的首席项目经理或监管项目经理会收到纸质申请。在物理介质上提交的新药申请/生物制品申请的电子版本，自中心文件室接受后3个工作日内，上传到电子文件室。也可以通过电子提交门户（Electronics Submission Gateway），来受理以电子方式提交的资料。

（二）合规审查

1. 确认使用者费用缴纳情况

申请的审评程序始于监管项目经理确定使用者费用是已经缴纳、减免还是豁免。如果申请人未能在接收申请5日内缴费或申请人在欠款清单上，监管项目经理将因其未缴费，而起草"不可接受立卷"（Unacceptable for Filing）函，并送达申请人，审评程序将中止，如果申请人补交了费用，那么在收到费用后，监管项目经理将向申请人发出告知函，告知新的受理日期，并重置PDUFA审评时钟。监管项目经理也将通知审评团队，PDUFA审评的进程也将发生改变。

2. 确认遵守其他监管要求

如果申请人已经缴纳要求的费用，审评程序继续，监管项目经理确定该申请是否已在文件室被正确编码。监管项目经理负责核查申请，以确保申请资料的完整性，保证资料符合规章中关于格式、内容的要求及其他监管要求。

三、建立审评团队并分发申请

审评科室的学科团队主管负责指定审评员，建立审评团队，并将申请资料分发给审评员。在第14日，由监管项目经理发出告知函，告知申请人已受理申请。

（一）分发申请

新药申请/生物制品申请可以纸质或电子格式提交。

1. 纸质申请的分发

对于纸质申请，监管项目经理将申请副本分发给指定的学科团队主管，他们再向审评员配置审评任务。监管项目经理将审评员负责审评的任务通知文件室，文件室更新电子文档中的信息。对于修正的新药申请或新生物制品申请而言，监管项目经理将确保相应的审评员得到这些提交申请的副本。

2. 电子申请的分发

对于以电子格式提交的申请，监管项目经理通过电子邮件，将电子申请资料的存储位置或服务器路径发给适当的学科团队主管，主管来指定审评员，并在适当时，发给监控和流行病学办公室的监控监管项目经理（SPRM），以便他分配给该办公室的审评员。

（二）团队主管的评估

学科团队主管迅速审评申请的内容，以确定是否有必要为原始申请或疗效补充申请指派审评员，以及申请包是否有需要审评员特别注意的明显问题。他们将相关申请和这些问题一起转呈给指定的审评员。

学科团队主管、监控和流行病学办公室的监控监管项目经理，分别通过电子邮件通知监管项目经理，指定了哪位审评员，或者不要求指定审评员。在第14日，他们必须通知监管项目经理审评员的指定情况。此时，学科审评员应该已经被指派审评该新药申请或新生物制品申请，并已收到需要审的审评卷宗，或已收到所提交电子资料的链接。

四、小结

在提交阶段，申请人向文件室提交申请，经文件室处理后，转交给指定审评科室的监管项目经理，经监管项目经理进行合规审查，分发给学科团队主管用于分配给审评员。在适当时，还应发给监控和流行病学办公室的监控监管项目经理，以便他分配给该办公室的审评员（图3-3）。

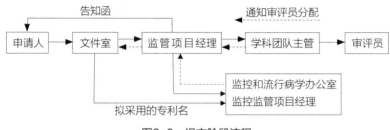

图3-3　提交阶段流程

在提交阶段，文件室负责为申请编码；监管项目经理负责确定使用者费用的缴纳情况，并确保申请在管理上是完整的，符合格式和内容规章及其他监管要求；学科团队主管负责确定是否有必要指定审评员，以及申请包是否有明显问题，并将相关申请资料和问题一并转给审评员。

第三节　制定审评计划

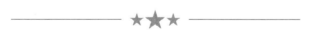

在制定审评计划期间，审评团队每个成员根据自己的学科，完成特定的立卷审评模板，并制定自己的审评计划，确定相应的时间安排。在审评期间的第一个60日内，必须完成的主要任务有两项：①决定可立卷性——在立卷会议讨论；②计划审评——在计划会议讨论。审评机构可能将这两个会议合二为一，但必须注意确保为这两个职能都预留足够的时间。由监管项目经理来安排立卷会议和计划会议的时间。

一、准备审评

（一）确定授权签字人

以药品的化学分类为基础，来决定申请的授权签字人。对于新分子实体、新生物制品、新组合药品、首次提出的非处方药申请，以及药品审评办公室主任认为的适当申请，指定由药品审评办公室（ODE）层面做出决定，并由办公室主任签署通过。对其他申请，则由审评部层面做出监管决定，并由部门主任签署通过。

（二）任命跨学科团队主管

审评部门主任应在第14日前为审评选任跨学科团队主管，实际上，通常在与申请人举行的提交前会议前，审评部门主任就已根据申请内容，确定了跨学科团队主管的选任。对于绝大部分新的新药申请/生物制品申请，将选任临床团队主管；对于不含临床数据的申请，将选任适当的学科团队主管。

（三）初步决定优先/标准审评时间表

在审评时间轴的第14日，尝试性地做出优先认定，这有助于安排立卷会议时间，立卷会议一般在递交优先申请的30日后，递交标准申请的45日后举行。在审评时间轴的第14日，应当就可能被认定为优先审评的申请，举行非正式会议，参加者至少应包括审评部主任、跨学科团队主管、临床审评员和监管项目经理。

（四）交流审评信息

在将申请资料的相关部分分发给审评团队之后，监管项目经理将向审评团队所有成员发出电子邮件，更新所有核心申请信息，这封电子邮件应当包括下列信息：①包括咨询专家、相关主题事务涉及的专家在内，团队成员的姓名和他们所从事的学科；②在可能的情况下，提供新药申请和生物制品申请的电子链接；③重要的时间节点，例如立卷日期、应做出最终决定的日期、其他已知的未来会议时间；④其他必要信息。

二、决定申请的可立卷性

审评部门预期所有新药申请/生物制品申请在提交时都是完整的，通过立卷审评，来确定申请的可立卷性（fileability）。如果决定立卷，即开始进一步更为实质性的审查。

（一）立卷审评

立卷审评（filing review）的目标是确定从表面上看，申请资料的完整性是否足以支撑起实质性审评。

1. 启动立卷审评

根据收到的申请，审评员对自己需审评的部分进行预审，确定审评资料是否包含了规章要求的要素。审评员还将对申办者拟定的标签内容进行初步审查。审评员还会针对电子提交的材料，研究数据卷宗的结构，并对申请资料进行概览式评估。

2. 确证立卷审评中的问题

在立卷审评期间，审评员对实质性的缺陷或问题加以确证，指出申请中相关内容不完备，有必要在审评过程中予以特别关注。这些问题可能对审评机构的审评能力产生显著影响。立卷审评中的问题有别于申请中的缺失，这些问题可能构成做出拒绝立卷决定的基础。

3. 解决可能的可立卷性问题

如果审评团队成员在立卷审评期间能确证出任何可能的立卷问题，他们将在立卷会议上，或者最好是在立卷会议前，通知审评团队的其他成员。对于每个立卷问题，审评团队将决定是否要求申请人回应。对于特定问题，在与申请人讨论前，可能需要咨询审评部门主任，必要时需咨询药品审评办公室主任。

最好在立卷会议前，尽快将有可能导致拒绝受理的问题告知申请人，以便审评团队有足够时间与申请人一起工作，试图在接到申请资料的60日内，解决这些缺陷。可能会通过信函、电话会议、传真、安全电子邮件或其他便捷的方式，来沟通和处理立卷审查中的问题。

有可能纠正的缺陷包括：①资料电子导航出现的问题；②对资格禁入声明的不正确表述；③儿科豁免或延期请求或儿科数据的遗漏；④356h表格的不完备或遗漏；⑤数据的遗漏；⑥财务披露声明的不完备；⑦相关报告的不完备。

4. 确证可能的标签问题

标签审评过程起于受理申请之日。审评团队的每个成员都在较高水平上，对拟议的标签进行审评，以确证申请人所宣称的疗效与安全性，并确证其他明显的缺陷，例如遗漏了某些部分的申请，提交的申请格式不正确。在立卷审评中应关注标签问题，并在立卷沟通函（第74日函）中告知申办者。此外，监管项目经理将审评标签是否符合《患者标签规则》（PLR）及CDER发布的相关标签指南。

在进行立卷审评时对拟议的标签进行审评，具有重要的意义，因为从标签审评中，可以洞悉申请人对自己的支持数据有着怎样的确信。审评员可以根据标签信息，来审评申请中是否包含了适宜的信息，来支持所宣称的内容。

5. 识别可能的风险评估和减低策略问题

由适当的监控和流行病学办公室员工，以较高的水平来审评与申请一起提交的风险评估和减低策略，以识别其中蕴含的任何缺陷，例如风险评估和减低策略文件或资料是否有遗漏，提交格式是否正确。

（二）立卷会议

标准审评的立卷会议（Filing Meeting）在收到申请材料后的第45日举行，优先审评的立卷会议在收到申请材料后的第30日举行。立卷会议有3个目标：①确定可立卷性；②确证审评中的重要问题，包括标签的缺失，风险评估和减低策略的缺陷，用于收到申请材料后第74日发出的立卷沟通函（Filing Communication）；③确定最终审评类别，确定是进行标准审评还是优先审评。

1. 会议日程

应在会前将立卷会议日程提供给团队成员。跨学科团队主管担任会议主席，监管项目经理作为推动者，负责将会议文件归档，将其作为监管立卷审评的一部分。在立卷会议上，每位审评员都要用一定时间来讨论申请的可立卷性。参加会议的团队成员形成自己的立卷审评意见，撰写各自学科部分的摘要，指出可能的问题。

2. 立卷决定

授权签字人负责做出最终立卷决定。有以下3种可能的决定。

（1）立卷　如果没有重要的数据遗漏或其他已确定的主要缺陷，该申请是可立卷的。可以要求申请人对某些次要部分加以修正。

（2）可能拒绝立卷　如果申请有看上去可修正的缺陷，审评团队可以与申请人一起工作，来修正这些缺陷。如果能解决这些缺陷，那么申请可以立卷，否则不能立卷。

（3）拒绝立卷　如果申请资料在形式上不完整，而且无法很容易纠正申请资料的缺陷，将考虑拒绝立卷决定。拒绝立卷的原因可能包括：第一，新药申请/生物制品申请遗漏了必要部分的资料，或者某部分的陈述过于随意，以至于形式上不完整；第二，在所需技术资料及整合的资料摘要中，存在内容、表达或组织不完备的情况，导致资料在形式上不符合要求；第三，明显未能包括与法律和规章相容的有效性证据；第四，遗漏了关键数据、信息或分析，这些对于评估药品有效性和安全性，具有不可或缺的意义。

做出拒绝立卷的决定，将终结审评程序。申请人可以选择在纠正缺陷后，再次提交新药申请或生物制品申请，这会被认为是新的原始申请。

3. 确定审评类型

新药办公室主任确定审评类型，即对申请适用标准审评，还是适用优先审评。

4. 立卷沟通

如果对申请加以立卷，监管项目经理将在收到申请的第60日，就优先的新药申请和所有生物制品申请发出立卷通知函。还应在收到申请的第74日，准备一份立卷沟通函，说明申请材料中的缺失、立卷审评问题和最终立卷认定。监管项目经理将在收到申请的第60日，通知申请人适用优先审评；或在第74日，在立卷沟通函中通知申请人适用标准审评（图3-4）。

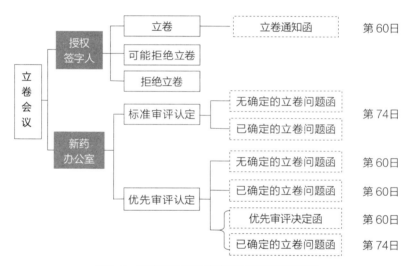

图3-4　立卷通知函和立卷沟通函适用的情形

三、计划会议

如果申请被立卷，将举行计划会议（planning meeting）。计划会议的目标是组织审评任务，将审评学科之间的重叠削减至最少，并确立达成一致的内部审评时间轴，包括团队会议的时间表和可交付成果。

（一）筹备计划会议

由跨学科团队主管、监管项目经理和学科团队主管共同计划和管理下列活动：第一，使用适当的学科审评计划工具，确定审评时间节点，包括确定召开团队会议的频率，确定审评目标；第二，为各个学科确定阶段性的可交付成果；第三，确认审评需要的额外资源。

（二）确定是否需要额外的学科审评

计划会议为审评团队提供了另一个机会，以决定是否需要额外的审评团队成员。当审评涉及相关的监管、临床或科学问题时，可能要请来自受控物质办公室（CSS）、药物研究终点和标签审评、儿科和精神卫生办公室（PMHS）、QT-跨学科审评团队（QT-IRT）或其他FDA中心的人员参与。会将相关的所有审评信息呈送给这些获邀的审评团队成员。

1. 监控和流行病学办公室审评

在申请涉及药品上市后安全时，例如涉及上市后要求、上市后承诺、风险评估和减低策略时，监控和流行病学办公室应当在审评开始时就介入。此外，如果存在重要的安全问题，与上市后监控有关，或有赖于相关的专业知识时，应当向监控和流行病学办公室咨询。审评团队中监控和流行病学办公室的成员应当参加相关的讨论。

2. 合规办公室的审评

合规办公室的科学调查办公室（OSI）为生物研究监控（BIMO）中特定问题的监督和建议提供整体指南。当申请涉及风险评估和减低策略时，合规团队应参加审评会议。合规办公室的生产和产品质量办公室（OMPQ）提供整体建议，并针对具体厂房设施提出建议，讨论检查结果，并为生产和产品质量相关合规问题提供整体指南和监督。生产和产品质量办公室参与到对所有原始申请的审评。

3. 患者标签审评团队和处方药促销办公室的审评

对于所有新药申请、新生物制品、新适应证、剂型、给药途径的申请，任何针对新风险的补充申请，对于患者标签规则（PLR）的转换，以及其他可能影响患者的标签改变，在审评患者标签的拟议稿时，包括评审药品包装插页说明书（PPI）、用药指南（Medication Guide）、使用说明书（Patient Instruction for Use）时，应送药物政策办公室的患者标签审评团队（Patient Labeling Team）和药品审评与研究中心的处方药促销办公室（OPDP）审评。患者标签团队和处方药促销办公室应受邀参加中期会议、标签评审会议和汇总会议，对标签进行实质性的完整审评。

（三）建立标签审评计划

在计划会议上，跨学科审评团队主管和监管项目经理应该明确如下要点：第一，谁负责审评标签的不同部分；第二，确定修改标签的程序；第三，预期完成各部分标签审评的时间，以及实质性完全完成标签审评所需的时间。

（四）决定是否需要召开咨询委员会会议

对于新分子实体和原始的生物制品申请而言，除非有充分的正当化根据，说明不需要召开咨询委员会会议，否则都应召开咨询委员会会议。对于其他申请，审评部门在咨询办公室主任后，可能决定召集咨询委员会会议。需要引入咨询委员会的情形如：第一，临床试验设计使用了新的临床或替代终点；第二，申请引发了药品或生物制品的安全性或有效性上的重大问题；第三，就药品或生物制品在疾病诊断、治疗或预防中的作用，引发了显著的公共卫生问题。

应尽早做出引入咨询委员会的决定，此决定甚至可能早于受理申请，对于优先审评而言，则尤其如此。该决定不应晚于标准审评的立卷会议。然而，如果在审评期间才发现需引入咨询委员会的问题，也有可能在更晚时候做出使用咨询委员会的决定。如果认为有必要使用咨询委员会，将迅速通知咨询委员会和咨询专家管理部（DACCM）的管理官员，以便他们开始安排咨询委员会会议程序。

（五）决定检查的地点和设施

FDA将其对药品非临床试验质量管理规范（GLP）和药物临床试验质量管理规范（GCP）的现场检查，称为"生物研究监控项目"（BIMO）。这涉及对临床研究者、申办者/申请人、监控者、合同研究组织、机构审评委员会、生物等效性实验室和设施以及非临床研究设施的检查。可以在产品研发的任何阶段进行这些检查，但最可能在新药申请/生物制品申请提交后，进行检查。

对于此前未接受过FDA检查的药品拟生产地点，均应进行检查。生产可能在外部的检验、灭菌、包装和贴签设施中进行，这些设施也被视为生产场所，也需对其进行检查。此外，在决定是否进行检查时，其他考虑的因素包括，所开展的生产工艺或剂型是否与该设施之前开展的生产工艺或剂型有实质不同，药品的衍生物具有高风险，或者药品预期用途发生重大改变。生产和药品质量办公室会考虑产品质量审评员和监管事务办公室的意见，将决定在针对申请采取监管措施之前，需要检查哪些生产设施。

（六）决定审评的时间表

由监管项目经理安排会议的召开时间。在受理申请第74日发出的立卷沟通函中，包含了在立卷审评过程中已经确认的问题，并通知申请人审评活动的时间进程。在这封函件中，至少要和申请人就初始标签、上市后要求和上市后承诺进行沟通。对于PDUFA V项目所涵盖的药品，这一时间轴必须包括计划召开内部中期审评会议的日期，并包含了围绕是否举行咨询委员会会议所进行的初步计划。计划的时间表后续一旦发生重要改变，应告知申请人。

四、小结

在制定审评计划阶段，首先根据药品的化学分类确定签字授权人，由审评科室主任任命跨学科团队主管，初步确定审评时间表。然后，由审评员进行立卷审评，确证立卷审评问题（包括标签问题、风险评估和减低策略问题），解决可能影响立卷的问题。在立卷会议上，将确定申请的可立卷性、重要的审评问题和最终的审评类别。如果申请被立卷，将举行计划会议。在计划会议上，将组织审评任务，决定是否需要额外学科审评，是否需要咨询委员会，建立标签审评计划，决定检查地点和设施以及审评的时间表（图3-5）。

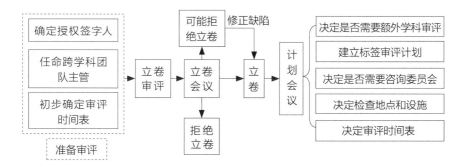

图3-5　制定审评计划阶段流程

第四节　进行审评

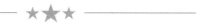

在批准立卷，召开审评计划会议之后，审评团队开始对数据和标签进行深入评审。审评员进行独立审评，他们有可能会相互咨询，还会对团队主管进行常规化的

咨询。在审评过程中，新药办公室的部门主任、药品审评办公室主任（有可能是授权签字人）和学科管理者通过参与主要的会议，如立卷/计划会议、中期会议、标签计划会议与汇总会议，来共同审评问题，提供反馈意见。审评团队与申请人沟通信息要求。如有必要召开咨询委员会会议，那么还要在更早时段完成审评意见的初稿。

审评员应当在审评中期会议时，确证申请的可许可性，以及标签涉及哪些更深层次的问题，从而为标签审评，为风险评估和减低策略提供便利。在中期会议上，与已确立的阶段性目标相一致，审评团队成员和咨询专家将陈述核心结论，讨论影响许可的问题，对标签问题和上市后安全问题进行讨论。审评员在完成审评时，会将这次会议上的讨论考虑在内。

一、科学审评与监管审评

（一）审评管理

在审评期间，除了完成相关的监管审评，如标签审评，如对儿科插页的审评等，监管项目经理继续协调审评团队活动，监控整个审评的状态，并做出必要的时间调整。这些活动可能涉及：①要求申请人提交相关信息，发出学科审评函；②组织与申请人之间的会议或电话会议；③临时性举行审评团队会议，包括召开咨询委员会会议；④处理与儿科用药审评委员会（PeRC）相关的活动；⑤让管理者始终了解审评进展。

（二）实施初级审评

初级审评员通常进行互相咨询，并定期咨询相应的团队主管。学科团队主管与审评员一起工作，以确保开展完整的学科审评。审评员使用标准学科模板，来完成审评。审评员可能请团队主管审阅审评意见初稿，以听取他们的意见。

随着审评进展，初级审评员与次级审评员继续讨论数据、分析和审评结论，以便针对有分歧的观点，逐步形成共识。在整个审评过程中，学科团队主管和其他监督者、管理者将会晤审评员，对他们的意见给予反馈。对于可能影响审评的问题，或需要展开更广泛讨论的问题，都会引起整个审评团队的重视。

在中期会议或标签计划会议之前，审评员对标签进行较高程度的审评，以确证主要的标签问题，例如标签所宣称的主要功效是否得到了支持。在可能的情况下，用药错误预防和分析部（DMEPA）、新药质量评估办公室（ONDQA）和生物制品办公室（OBP）应当一起工作，在中期会议之前，审评包装上的标签。

（三）举行团队会议

1. 会议的内容

在审评阶段，举行常规安排的审评团队会议。团队会议的目的是为讨论审评期间出现的问题提供平台，分享需要展开跨学科交流的信息和内容。会议可能讨论审评状态问题和结论的着重点。初级审评员应当发表评判，他们预计是否能及时完成审评，是否存在什么突出问题。会议的其他主题包括是否还需要申请者提交什么信息，还需要召开什么内部会议，确证标签中的问题与关切，确认是否需要开展上市后监督等。

在中期会议之前，审评团队与监控和流行病学办公室讨论安全结论，以便在中期会议中讨论风险评估和减低策略和上市后监督要求时，可以掌握更为通达的信息。

团队会议可能会形成中期会议的议程主题，向咨询委员会提出的问题，并确认涉及的监管问题和申请问题。监管项目经理需要记录，在团队会议上就哪些决定和事项达成一致意见。可以在规划会议上确定团队会议的频率，也可以由跨学科团队主管或部门主任裁量。

2. 团队会议的参加者

监管项目经理负责在会前准备和分发议程，确认必要的参加者。应当邀请所有学科审评员、相应的团队主管、审评部门主任和副主任、有必要参与的咨询专家，来参加团队会议。部门主任和副主任可能会根据会议的目的，决定是否参加会议。

二、举行中期会议

中期会议（Mid-cycle Meeting）应在收到申请的第5个月举行，对于优先审评而言，则在收到申请的第3个月举行中期会议，这为在审评周期内审查管理团队的工作提供了相应的机会。监管项目经理应安排好会议议程，为不同的发言安排合适的时间段。在准备中期会议的过程中，学科团队主管为初级审评员提供指导。

（一）中期会议的议程

中期会议的议程应当包括：①为每位审评员规定时间，以陈述重要结论和问题的摘要（例如产品质量、药理学/毒理学、临床、统计学、临床药理学、安全审评）；②对审评咨询意见的更新；③生物研究监控核查、设施检查和设施评估请求的更新；④确认哪些需要由咨询委员会会议来决定；⑤与申请相关的风险评估和减低策略、上市后要求/上市后承诺。

议程中可能还讨论的主题包括：①讨论审评中的问题，以及解决方案的策略；②决定向申请人传达怎样的信息，告知已确证的申请资料中的核心缺陷，以及需要补充提交信息的要求；③标签问题。

（二）陈述与讨论

陈述应包括审评员对核心问题的分析，可以使用包括图表和数据在内的讲义，也可以用幻灯片或演示文稿等形式。审评员在陈述中应讨论问题和关切所在，尤其是对药品安全的关切。应当由跨学科团队主管领导来主导讨论，并由监管项目经理提供便利。会议应当确证形式上的缺失、障碍、关键问题，以及在必要时可能的改进路径。

可将认识到的缺陷分为三类：①通过标签、上市后要求或上市后承诺机制可以解决的缺陷；②审评部门可以要求申请人补充的信息，预期申请人在当下审评周期中可以加以回应的缺陷；③要求申请人还需开展的显著额外工作，并以适当决定函告知申请人的缺陷。

会议期间，团队应决定，如果不太可能给予许可，在当前周期中如何处理标签申请。授权签字人应决定是否不处理标签，或者在未来的完整回应函中，指出标签的缺陷，要求其重新提交材料。

在会议上，所有团队成员都有机会提问，提出对该新药申请/生物制品申请的顾虑。会议将确认新药申请人还应提交哪些附加信息，并给申请人的反馈，告知已确证的安全问题、重述核心分析的难题，提出附加的信息要求，并确定可接受回应的时段。

（三）会后沟通

对于PDUFA V项目申请，监管项目经理或审评团队的其他成员（如跨学科团队主管）将给申请人打电话，通常在中期会议后的2周内，更新审评申请的状态。这一更新应包括：①审评团队至此已识别的任何重要问题；②任何新的信息要求；③关于主要安全问题的信息；④审评团队关于风险管理的初步考虑；⑤后期会议的拟定日期；⑥在可以预见的情况下，更新有关咨询委员会会议的计划信息；⑦在审评周期剩余部分其他计划的节点日期。

对于其他项目的申请，审评团队会根据需要，在中期会议后1个月内向申请人发出沟通函，要求提供附加的信息和分析。

（四）申请的补正

在审评期间，申请人通过提交对原始申请的补正资料，来提供补充信息。对于申请人自行提交的补正，FDA决定是否在当前审评周期内审评补正资料。对于申请人应要求提交的补正，如果收到的足够早，通常会在当前审评周期内进行审评。监管项目经理负责处理补正，并将其分发给审评团队。

对于重要的补正，例如相当数量的新信息、新分析、新研究或试验报告，可以将审评时钟延长3个月。审评团队决定是否延长审评时钟，或者将对补正资料的审评转入后续的审评周期。其间考虑的部分因素在于，补正资料的提交，是否有可能使得申请者符合许可条件。如果存在补正仍未解决的缺陷，审评部门通常会将对补正的审评推迟至下一个审评周期，而非延长审评时钟。如果延长审评时钟，监管项目经理将发出延长函，告知申请人新的时间安排。

三、完成初级审评和次级审评

（一）完成初级审评和次级审评

1. 初级审评

如前所述，审评员和团队主管在审评期间频繁互动，审评员为团队主管提供所审评部分的意见初稿，供其阅读和评论。在学科团队主管在电子文档上签署通过后，被认为做出了终局的初级审评。这表明团队主管认为审评是完整的，且科学质量是可接受的。

2. 次级审评

每个学科团队主管应对初级审评加以评估，如果团队主管和审评员之间意见一致时，团队主管应在"文件归档、报告和监管追溯系统"（Document Archiving, Reporting, and Regulatory Tracking System）系统中，签署同意意见，并输入"我同意"（I concur）的字样。在这种情况下，无需额外的团队主管审评。如果团队主管不同意初级审评的意见或建议的监管行动，应撰写简要的备忘录。这份备忘录应当说明在学科团队主管与初级审评员审评建议之间的矛盾之处，以及产生矛盾的原因。当跨学科团队主管也是学科团队主管时，他的审评意见将作为该学科的次级审评备忘录。

3. 检查和合规审查

对于PDUFA Ⅴ所涵盖的项目申请，FDA的目标是在受理标准审评后的10个月内，或在受理优先审评的6个月内，完成所有GCP、GLP、GMP检查和合规审查。这在审评周期后期，为申请人提供了2个月的时间，来解决已确认的缺陷。

4. 药理与毒理的协同审评

由初级审评员和团队主管来对药理与毒理的致癌性研究进行审评，并将审评意见呈交给一个协同的三级审评委员会，即药理毒理协作委员会（Pharmacology Toxicology Coordinating Committee）的致癌性评估执行委员会（Executive Carcinogenicity Assessment Committee, ECAC）。

（二）发出学科审评函

通常由监管项目经理向申请人发放学科审评函，从而反映各学科的审评意见，也反映出团队主管对审评意见的认可。该函初步通知申请人，在学科审评中已确认的问题和缺陷。如果认为这些缺陷有碍于对标签和上市后要求/上市后承诺的评审，也应在学科审评函中告知申请人。FDA在后期会议前发出学科审评函，这些内容也构成了后期会议的背景资料。

四、举行后期会议

对于所有PDUFA V审评项目申请，在审评周期后期都要举行审评团队与申请人的会议，即后期会议（Late-Cycle Meeting），讨论审评状态。如果申请人同意，可以举行电话会议。由监管项目经理将会议记录存档。

（一）举行后期会议的预备会

审评完成后，在收到标准审评材料的第8个月，或在收到优先审评材料的第5个月，为PDUFA V项目申请举行审评团队内部会议，旨在为与申请人举行后期会议做准备。在会议前，跨学科团队主管和监管项目经理应与学科审评员充分沟通，确保将审评问题纳入后期会议议程和背景备忘录。

预备会的目标是为药品审评办公室主任和审评部门主任要在后期会议上讨论的问题做出提要，并对后期会议加以筹划。讨论应涵盖审评结果，以及决定哪些问题可以被固定下来，或在当前审评周期中可以对哪些问题加以纠正，哪些问题会影响审评结果。

（二）举行后期会议

1. 会议的时间

对于将在咨询委员会会议上讨论的申请，后期会议应在咨询委员会会议至少12日前举行。对于标准审评而言，一般在审评完成的目标时间3个月之前举行后期会议；对于优先审评而言，一般在审评完成的目标时间2个月之前举行后期会议。对于无需召开咨询委员会会议的加速审评，可能会更早一些举行后期会议。

2. 会议参加者

FDA在后期会议上的代表包括：申请的授权签字人、来自适当学科的审评团队成员、涉及审评中实质性问题的学科团队主管和/或监督者。其中，授权签字人、审评部门主任或跨学科团队主管担任主席。

3. 讨论的内容

后期会议意在分享信息、确证缺陷、计划咨询委员会会议，旨在防范审评中的缺失，对审评的剩余部分加以规划。后期会议可能讨论的主题包括：①已确证的主要缺陷；②计划在咨询委员会会议上讨论的问题；③当前对风险评估和减低策略或其他风险管理活动必要性的评估；④审评团队对申请人的信息要求；⑤申请人可能希望提交的附加数据或分析；⑥在可能的情况下，对标签问题加以讨论，但并不对标签内容进行逐字逐句的讨论；⑦关于检查的任何可用信息。

（三）形成最终标签、风险评估和减低策略、上市后要求/上市后承诺

在计划的审评时限内，当显著缺陷妨碍了对标签、风险评估和减低策略、上市后要求/上市后承诺的讨论时，通常在学科审评函中，对这些缺陷加以沟通。

如果申请将收到完整回应函，这一回应函也可能纳入审评部门拟定的标签中。如果认为有必要纳入风险评估和减低策略，那么完整回应函中将包括风险评估和减低策略要求。

如果很可能批准申请，审评团队将和申请人一起讨论制定标签、风险评估和减低策略、上市后要求/上市后承诺，直至就审评措辞、最终标签以及风险评估和减低策略等达成共识。

对于新药申请和生物制品申请，监管项目经理将在许可前至少3～5个工作日内，将达成共识的患者说明书（PI）的清晰版本，用电子邮件发送给临床结果评估部门的标签审评员。启动对标签的审查之时，过于接近审评周期的终点常常会导致申请人和审评机构没有充分的时间对标签问题进行讨论。

五、汇总

在汇总阶段，将举行汇总会议（Wrap-Up Meeting），整合所有审评活动的结果并

进行跨学科团队主管审评。

（一）举行汇总会议

汇总会议旨在为形成对该药品安全性、有效性和质量的完整理解做出监管行动的初步决定提供便利。在会议上，将讨论问题的解决方案。或在审评部门即解决这些问题，或会同申请人一起解决这些问题。

1. 会议参加者

会议参加者包括初级审评员、团队主管、学科部门主任，监控和流行病学办公室的监管项目经理、流行病学家、安全评估员、管理者和咨询专家，审评部门的安全副主任、安全监管项目经理、审评部门主任和/或授权签字人。还包括处方药促销办公室（OPDP）的审评团队，如专业审评员、消费者审评员和监管项目经理；在必要时，还邀请专家参加咨询会，例如科学调查办公室（OSI）和受控物质办公室（CSS）的专家。

2. 会议议程

审评员讨论是否可以批准申请，并处理尚未解决的重要问题。典型的议程主题包括：①主要审评员和咨询专家对重要问题的陈述；②讨论拟采取的行动；③讨论重要的标签问题；④讨论重要的上市后要求/上市后承诺问题；⑤讨论重要的风险评估和减低策略；⑥讨论上市后安全监控；⑦其他需要进行监控的安全性问题；⑧如果批准药品上市，FDA如何发布信息公告。

（二）跨学科团队主管的审评

作为汇总活动的一部分，跨学科团队主管或者举行团队会议，或者与审评员和团队主管会晤，确认任何待决的学科特定审评问题和建议。跨学科团队主管负责整合审评结果和来自所有审评学科、咨询专家、检查结果和咨询委员会的意见，为下一步行动提出整体建议，撰写相应的概要，呈送给授权签字人。

六、小结

在进行审评阶段，实施初级审评和次级审评，就得出的审评结论，向申办者发出学科审评函。在中期会议上，可能确证重要缺陷并提出信息要求，要求申请人对申请进行补正。在后期会议上，审评员与申办者分享信息，并识别主要缺陷，此后将形成最终标签、风险评估和减低策略、上市后要求/上市后承诺。在汇总会议上，将整合所有审评活动的结果以及解决现有问题的计划，而跨学科团队主管审评也是汇总活动的一部分（图3-6）。

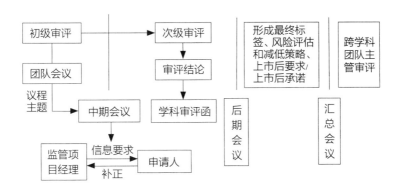

图3-6　进行审评阶段流程

第五节　做出正式决定

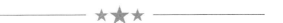

在做出正式决定阶段，审评团队致力于解决遗留问题，如标签、上市后要求/上市后承诺、风险评估和减低策略的问题。基于做出的监管决定，完成决定文件包，发出相应函件。在做出监管决定后，可选择与申请人举行会议，从申请人处获得反馈。

一、部门主任/办公室主任的审评

跨学科团队主管和药品审评办公室中签署意见的部门主任向授权签字人简要报告文件包中的任何问题。授权签字人进行的审评包括最终决定是否许可申请。在启动审评前，向科主任/药品审评办公室主任提供文件包。授权签字人撰写审评意见，记载审评中的问题，以及这些问题是如何被解决的，并概括对申请做出最终行动的基础。对于药品审评办公室主任签署的意见，审评部门主任还要撰写一份摘要，作为备忘录纳入文件包中。

二、最终决定、函件和决定文件包

（一）最终决定

重要的是，在做出官方监管行动，即发出监管信函之前，与申请人沟通，说明尚未做出决定，令其对最终决定的性质没有疑问。如果有必要决定该药品的风险评估和减低策略，应在此时形成拟议的风险评估和减低策略。风险管理部也应对相应的风险评估和减低策略电子文档进行最终的核查和签署。

（二）函

1. 函件的类别

如果授权签字人的决定是对该申请不予许可，监管项目经理将起草完整回应函，包括审评团队发现的所有缺陷和纠正缺陷的建议。在完整回应函中，将包括需要风险评估和减低策略，或指出该策略的缺陷。如果申请的缺陷尚未重大到足以妨碍对标签、风险评估和减低策略以及上市后要求/上市后承诺的评审，那么，该函中将包括对标签的评论，以对可行的风险评估和减低策略提出建议，对可能的上市后要求/上市后承诺提出建议。函件的草稿在审评团队中传阅，也令授权签字人传阅，以便编辑修改。

如果授权签字人决定批准该申请，那么，将由监管项目经理起草许可函，并在包括授权签字人中的审评团队内传阅，以便编辑修改。

在签署和发布决定函之前，必须完成和签署所有审评结论。监管项目经理还要做出一份审评官员与工作人员名单，列出所有参与药品审评各阶段人员的姓名，并征得他们的同意。

2. 函件的送达与确认

在决定函签署后，监管项目经理通过传真或电子邮件向申请人发送副本，并立即与申请人联系，以确认申请人收到官方书面监管决定。这一路径清晰地记录了审评官员是在何时和申请人进行沟通，还通过邮政系统将官方函件寄给申请人。当签署决定函时，审评时钟即告终止。

（三）决定文件包

监管项目经理完成决定文件包，文件包中包括决定函及数据。当对申请或疗效补充申请给予许可时，监管项目经理以电子邮件的形式，告知文件室即将完成文件包，并在2个工作日内将文件包中的资料传输给文件室。对于每个审评周期而言，该周期中形成的所有文件都在授权签字人审评前，被加入文件包。在协同审评中，如果审评涉及一个以上新药审评部门或两个审评中心，每个应对文件包中的资料进行单独编纂。在文件室复制或扫描文件包中的资料之后，会将文件包返还给监管项目经理。在电子卷宗中，会对已形成的文件包列表加以归档。

三、决定后反馈

（一）向审评团队提供反馈

在做出最终决定前，授权签字人将审评和决定函同审评团队共享。在存在显著问题或需要额外澄清时，授权签字人可以会晤审评团队，向他们提供反馈，向他们提供行动的理由。

（二）获得申请人反馈

在做出审评决定后，可选择与申请人举行会议，获得反馈，反思经验教训，讨论审评程序的成功经验，并确认未来可以改进的方向。

1. 许可后反馈会议

在批准所有新分子实体和原始生物制品申请后，都需召开反馈会议，会议意在对审评过程予以讨论。讨论内容包括申请的质量，申请人和FDA在审评期间的沟通过程。它并非意在解决科学问题，或讨论是否应给予许可，而是关注未来可从中汲取哪些经验教训。

2. 审评终结研讨会

当FDA发出完整回应函，向公司提供关于其所申请药品在获准上市前还需补充事项的具体信息时，对于申请人和FDA而言，最优的方法是通过审评终结研讨会（End of Review Conference），来形成对于缺陷和预期回应的共同理解，但不一定非要达成共识。这可以是面对面的会议，也可以是电话会议。会议由申请人提出请求，由FDA安排时间，讨论申请中的缺失，以及申请人若还想获得许可，那么还需采取哪些进一步举措。优先针对新分子实体申请、主要的新补充适应证申请以及针对首次仿制药，召开审评终结研讨会。监管项目经理会制作会议记录，并将其存档。

四、小结

由审评部门主任/办公室主任撰写审评意见，授权签字人做出最后决定。决定许可的，发放许可函；决定不予许可的，发放完整回应函，说明拒绝许可的理由。在函件送达后，可以就许可决定举行许可后反馈会议；也可以针对完整回应函的内容，召开审评终结研讨会，就申请人还需要提交哪些资料，注意哪些事项，进行沟通。

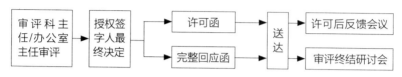

图3-7　做出正式决定及决定后反馈阶段流程

第四章　美国新药审评的加速程序

　　美国新药审评的加速程序包括加速许可、优先审评、快速路径、突破性治疗四种方式，新药审评中加速程序的适用，有助于改进药品的可获得性，增加医药产业的国际竞争力。美国新药审评的加速程序，其设计精良，实效显著，对于他国的药品审评制度改革，也不乏启示和借鉴意义。

第一节　加速程序概述

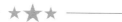

一、加速程序的历史

（一）药品许可的设定

　　美国1938年颁布的《联邦食品、药品和化妆品法》禁止在常规治疗中使用研究用药物，只是在实践中医生可以轻易在临床试验之外获得这些药品。美国于1962年通过了《联邦食品、药品和化妆品法》的Kefauver-Harris修正案，要求在新药上市之前基于人体试验获得FDA的肯定性许可，这带来了根本性的变化。1963年规章将药物临床试验分为三个阶段——第一阶段为安全性试验，为小型试验；第二阶段为有效性试验，为中型规模；第三阶段为大型的对照试验，这些构成了新药申请的基础。

（二）尽早试用

　　1. 尽早试用研究用药品

　　许可前研究的延长，会妨碍患者及时获得救命药品。FDA最初的回应是，在药品获得许可前，可将其部分用于治疗。在20世纪60年代，同情用药项目（compassionate-use）准许患者在有限的范围内，来试用研究用药品，这些项目没有书面规则，适用较为灵活。这多见于对试验用癌症药物的需求，导致美国FDA在1979年针对癌症药物，颁布了首项官方的尽早试用药物政策。

　　2. 平行路径

　　在20世纪80年代的艾滋病危机中，来自医生和患者的压力加大，这是FDA药品审评政策演进中的关键事件之一。虽然FDA可能未能迅速审评艾滋病治疗药物，但这可能言过其实了。艾滋病领域的社会活动家在美国FDA总部门口示威游行，引发了对艾滋病新药审评时滞现象的广泛关注。1987年，美国颁布了将研究用新药用于治疗的规章，使得除了临床试验之外，可以尽早获得试验用药品，并将其程序加以正式化。3年后，FDA提出平行路径机制，使得未能被纳入临床试验的艾滋病患者能尽快用上未获许可的艾滋病药品。

（三）快速路径与加速许可

1. 快速路径

在20世纪80年代，早期试用选项被纳入美国FDA的加速药品许可（fast track）项目。在1988年，FDA创设了审评规则中的快速路径要素，以"加速"治疗严重和危及生命的疾病的"新治疗方法的研发、评估和上市"，例如，审评这些药品时，或可无需要求其开展三期试验。艾滋病药物齐多夫定（zidovudine）的检验和审评构成了范例，对该药的审评包括了一个单独的、设计完好的二期试验，审评一共只用了不到2年时间。

2. 加速许可

1992年，FDA启动了加速许可路径（acclerated-approval），准许以很可能合理预示患者利益的替代终点为基础，来给予新药许可。这缩短了临床研究程序，准许在出现刚性临床终点之前（例如住院、心肌梗死、死亡），即结束临床试验。

（四）《处方药使用者付费法》

美国联邦国会于1992年制定了《处方药使用者付费法》，它授权FDA向药品生产商收取使用者费用。《处方药使用者付费法》使得FDA可以雇佣更多科学家，这进一步加速了药品申请的审评。该法还为审评设定了正式的时限，其中优先审评为6个月，标准审评为12个月，在2002年将标准审评的时限缩短为10个月。在《处方药使用者付费法》制定后一年内，FDA已经在新的时限内，完成了对93%新药申请的审评。

二、加速程序的简要比较

当前，美国FDA采用的加速新药研发和审评的路径主要包括以下四种：加速许可（accelerated approval）、优先审评（priority review）、快速路径（fast track）和突破性治疗认定（breakthrough therapy）。这些路径有助于提高研发和审评过程的速度，并旨在帮助意义重大的药品尽快上市。在美国，2016年获得许可的22种新药中，共有16种新药适用了其中一种或几种加速程序，占总量的73%。具体数字是：加速许可（6种，27%），优先审评（15种，68%），快速路径（8种，36%），突破性治疗（7种，32%）。在这22种新药中，19种在美国最早获得上市许可，占总量的86%。

FDA加速审评程序对比见表4-1。

表4-1   FDA加速审评程序对比

	快速路径	突破性治疗	加速许可	优先审评
项目性质	认定	认定	许可路径	认定
适格标准	• 药品意在用于治疗严重疾病且非临床或临床数据证明可能满足尚未满足的治疗需要，或 • 药品已经被认定为适格的抗感染性疾病用药	药品意在用于治疗严重疾病，且初步的临床证据表明，与可获得的治疗方法相比，在具有临床意义的结点上，该药品可能实现实质性改善	药品用于治疗严重疾病，且与可获得的治疗方法相比具有富有意义的优势，且证明在替代终点的效果很可能合理预示着临床利益，或证明在早于不可逆转的发病或死亡可度量的临床终点的效果，很可能合理预示着对不可逆转的发病或死亡的效果或其他临床利益（即中间临床终点）	• 用于治疗严重疾病的药品的原始或疗效补充申请，且如果获得许可，应在安全性或有效性上有显著改善 • 或根据505A项下的儿科研究报告提出的关于改变标签的补充申请 • 或已经被认定为适格的抗感染性疾病用药的药品的申请 • 或提交了优先审评券的申请或补充申请
提交申请的时间	• 与研究用新药申请同时提出，或迟于该申请 • 理想地，不晚于新药申请前会议或生物制品申请前会议	• 与研究用新药申请同时提出，或迟于该申请 • 理想地，不晚于二期结束会议	在研发期间，申请人应当常规与审评部门讨论加速许可的可能性，例如，支持使用计划的终点作为许可的依据，讨论验证性试验，在许可时这些试验通常已经进行	与原始的新药申请、生物制品申请或疗效补充申请同时提交
FDA回应的时间轴	收到申请之日起60日内	收到申请之日起60日内	无明确规定	收到申请之日起60日内

续表

	快速路径	突破性治疗	加速许可	优先审评
特征	• 加速研发和审评的行动 • 滚动审评	• 强化对药品有效研发的指导 • 组织承诺 • 滚动审评 • 其他加速审评的行动	许可基于替代终点或中间临床终点的效果，很可能合理预示该药品的临床利益	上市许可申请审评时间更短（6个月，短于标准审评的10个月）
其他注意事项	如果不再符合快速路径的认定标准，可能取消认定	如果不再符合突破性治疗的认定标准，可能取消认定	• 宣传材料 • 验证性试验用于核实和描述对不可逆的发病或死亡的效果或其他临床利益 • 服从于加速的撤销	在新药申请、生物制品申请或疗效补充申请归档时认定

三、对加速程序相关概念的界定

在适用美国新药加速程序，并适用不同的加速审评方式时，涉及到严重疾病、已有的治疗方案、尚未满足的医疗需要、临床终点和临床利益等概念，以下是对这些概念界定的讨论。

（一）严重疾病

1. 病情是否严重

病情严重是指，患有该疾病或症状对于日常功能有实质性影响。短暂的和自限性的疾病通常不是充分的理由，但如果它是持续的或者复发的，则发病可以不是不可逆转的。疾病或症状是否严重，是属于临床判断的事务，其判断基于下列因素：严重疾病是否关系患者的生存和日常生理功能，或者如果不加治疗的话，该疾病发展为较轻或更重疾病的可能性。当然，所有危及生命的疾病（Life-threatening disease）都是严重疾病。

2. 药品是否用于治疗严重疾病

该药品必须意在对严重疾病或疾病的严重方面，诸如疾病的严重表现或症状，产生直接的效果或其他所希冀的效果，包括以下几种。

（1）诊断用药品，旨在通过改进结果，来改善对严重疾病的诊断或检查。

（2）旨在缓解或预防与治疗相关的严重副作用的药品，例如防范接受免疫抑制剂治疗的患者发生的严重感染。

（3）旨在避免或减少与某种严重疾病治疗相关的严重不良反应（例如，相对于可获得的癌症治疗而言，心脏毒性较低的药品）。

（4）药品意在预防严重疾病，或者减少某种疾病发展为更严重疾病或疾病更严重阶段的可能性。

（二）已有的治疗方案

已有的治疗方案是指：①在美国获得许可或批准，治疗与新药相同适应证的药品；②临床实践中公认的标准治疗方案。

FDA判断已有的治疗方案时，通常关注所研发药品针对的特定适应证，以及现行标准治疗规程的治疗选择。在评估现行标准治疗规程时，FDA考虑权威科学组织的建议，例如考虑美国国家癌症综合网络、美国神经病学学会的建议，这些建议需以临床证据为基础，并基于能反映当前临床实践的其他可靠信息。

在新药研发过程中，可以预见，对特定症状的标准治疗规程也在演进。申办者意在去选择适用某种加速审评程序，例如通常在研发早期申请快速路径和突破性治疗认定；当提交生物制品许可申请或新药申请时，申请适用优先审评；还有可能申请适用加速许可程序。FDA在做出监管决定时，将决定什么构成可用治疗。FDA鼓励申办者在与其互动的过程中，讨论在判断可用治疗时，应进行哪些考量。

当确定适用加速许可的药品或者伴有风险评估和减低策略的药品，判断是否被视为已有的治疗方案时，应当适用下列原则。

（1）如果药物是基于替代终点或中间临床终点被批准加速审评，但尚未通过验证性临床试验，则该药物不被认为是已有的治疗方案。

（2）如果一种药品因限制流通（restricted distribution）而获得加速许可，且这种新药研发的受试者人群有资格在限制流通的情况下，使用这种药品进行治疗，应当将此药品视为已有的治疗方案。类似地，如果新药研发的受试者人群有资格在风险评估和减低策略项下，使用某种药品进行治疗，那么应当将该药品视为已有的治疗方案。

（三）尚未满足的医疗需要

尚未满足的医疗需要是指已有治疗方案尚未充分解决某种疾病的治疗或诊断。它包括特定人群的即刻需要，例如某种严重疾病缺乏治疗方案，或者仅存在有限的治疗方法；还包括更长期的社会需要，例如解决抗生素的耐药性问题。

1．没有已有治疗方案的情况

当某种严重疾病没有已有治疗方案时，确实存在尚未满足的医疗需要。

2．存在已有治疗方案的情况

当对于某种疾病存在已有治疗方案时，如果一种治疗方法满足下列条件，通常视为能解决尚未满足的医疗需要。

（1）对该疾病的某种严重后果有治疗效果，而已有的治疗方案对这种后果并未起作用（例如，可用治疗对疾病的症状有治疗效果，但对于进行性残疾或疾病进展没有效果，而新治疗对于进行性残疾和疾病进展有效）。

（2）与已有治疗方案相比，对疾病的严重后果有更好的疗效（例如，正如在附加研究中证实的，在单独使用新药，或与已有治疗方案联合使用时，都优于已有治疗方案）。

（3）当患者有某种严重症状，不能忍受已有治疗方案或对已有治疗方案没有反应时，此药品能够见效。

（4）可以与其他重要的药品联合用药，而其他这些药品却无法与已有治疗方案联合用药。

（5）相对于已有治疗方案而言，具有有效性，同时①避免了已有治疗方案出现的严重毒性，②避免了较不严重的毒理作用，此种毒理作用是常见的，并导致严重疾病治疗的终止；或③减少了有害的药物相互作用的可能性。

（6）相对于已有治疗方案而言，是安全、有效的，还存在有据可证的收益，例如更好的依从性，预计能令严重症状有所改善。

（7）应对正在出现的或可预见的公共卫生需要，如能够应对药品短缺。

3．唯一已有治疗方案在加速许可项下

唯一已有治疗方案在加速许可项下，是基于替代终点或中间临床终点获得许可的，而且临床收益尚未得到验证。

美国FDA认为，在加速许可条款下，最好有不止一种治疗获得许可，这是因为在许可后的确证试验中，未必能对药品的临床收益加以验证。因此，如果唯一获得批准的治疗方案是基于替代终点或中间临床终点，而且临床收益尚未在许可后研究中得到验证，那么美国FDA将认为，相关的药品是用于应对尚未满足的医疗需要。

（四）临床终点和临床收益

临床终点是一个特征或者变量，直接度量药品的治疗效果。例如患者是否感到症状有所缓解，或感到功能有所改善，或改进了存活的可能性。

临床收益是指，在既定疾病的语境下，具有临床意义的积极治疗效果。必须将临床利益同治疗风险相权衡，以确定是否对于患者具有整体收益。

四、加速程序的一般考虑

与审评机构的沟通是加速项目的重要方面。当申办者就加速研发项目向美国FDA提出询问时，美国FDA会努力给出及时的回应。这适用于正式会议和相关的询问、书面通信和其他互动方式。除了多种正式会议和通信形式之外，审评机构还为加速项目的申办者规定了它们应当重视的附加因素。这些附加因素包括生产和产品质量因素、非临床因素、临床检查因素和与之相伴的诊断设备。

（一）生产和产品质量因素

获得加速药品研发项目认定的药品申办者可能要加快生产研发项目的进度，以配合临床项目的加速步伐。申办者的产品质量与化学、生产和控制（CMC）团队应当尽早启动与FDA的沟通，以确保生产研发项目的进展和提交申请资料的时限，能满足FDA对许可和上市审评的预期。

当申办者可适用加速药品申请程序时，它们应当准备提出商业化生产项目方案，以确保在批准药品申请后，能生产出符合质量要求的产品。这一方案应当考虑预估的市场需求和商业化的生产研发计划。该方案还应考虑生产设施，考虑进行过程验证的生命周期进程。此外，该方案还应包括生产能力研发的时间轴，其目标应与临床研发项目相一致。在认定加速审评路径的初次讨论之后，在研发期间经常性的沟通将为实现生产研发的目标和产品质量目标提供便利。

为进行及时审评，开展具有至关重要意义的检查，这些产品的申办者应考虑较早提交化学、生产和控制部分（包括产品质量信息）的资料。对于快速路径或突破性治疗认定的药品，这部分可以通过滚动审评完成。申办者可能有必要与合同生产商协调，以确保在审评申请的临床部分资料时，能接受对生产设施和设备的检查。在提交资料之前，申办者与FDA产品质量审评团队进行会晤，可为评估已认定为加速项目的药品质量提供便利。

虽然申办者必须确保在药品被批准时，能生产出符合质量要求的药品。FDA在审评特定生产信息时，例如审评稳定性更新、验证策略、检查计划和规模化生产的资料时，就生产信息的类型和内容，可以有一定的灵活性，FDA将考虑以下因素后，对灵活性程度做出逐案决定：产品特征；疾病的严重性和医疗需要；生产工艺；申办者质量体系的稳健程度和申办者基于风险的质量评估力度。FDA在考虑申办者整合的上市后计划时，也应考虑可否将上市后计划的内容，作为上市后承诺或上市后要求，而适当实施。例如，FDA将考虑对临床表现如对全安性和免疫原性的影响。申办者应当尽早与FDA会晤，讨论拟提出的计划，会晤时间不得晚于新药上市申请前会议或生物制品上市申请前会议。

（二）非临床因素

为确保非临床数据的及时提交和审评，申办者应早期就临床研究计划启动与FDA的沟通。在加速药品研发的背景下，要考虑研究方案的修正、研究步骤与日程安排，考虑是否有必要开展特定研究（如开展长期毒性的研究），可能具有重要的意义。申请人需及时提交为药品上市所需的、适宜的非临床资料，FDA应为申办者提供相应的指南。

（三）临床检查因素

申办者应该预见到，药品监管机构有可能对临床试验进行检查，还有可能对生物利用度或生物等效性进行检查。在申请审评程序早期，申办者应根据FDA安排的检查日程表，做好准备，以便监管机构能将检查结果告知审评部门，并使申办者有时间对重要的检查结论加以回应。审评者要能及时获得生物制品上市申请、新药上市申请或补充申请中的充分和准确的数据，以确定开展临床检查的地点。申办者应就为检查计划和开展进一步行动所需要的信息尽早启动与FDA的沟通。

（四）伴随诊断设备

伴随诊断（companion diagnostic，CD）是一种体外诊断技术，能够提供有关患者针对特定治疗药物的治疗反应信息，有助于确定哪些患者群体能从某一治疗产品中获益。有的研发项目可能涉及一种或多种体外的伴随诊断设备。如果申办者的加速研发项目涉及体外的伴随诊断设备，应查阅和参考FDA的相关指南。

2015年11月13日，FDA适用加速许可程序，批准了用于治疗晚期非小细胞肺癌的口服药Tagrisso，该药被批准用于治疗表皮生长因子受体（EGFR）T790M突变或对其他EGFR抑制剂耐药的晚期非小细胞肺癌患者。FDA同时批准了一个伴随诊断试剂盒（cobas EGFR Mutation Test v2），用于检验表皮生长因子受体的耐药突变类型，该试剂盒满足了检查这类重要表皮生长因子受体的基因突变需求，这将改变治疗的有效性。

五、加速程序的收益与风险

加速程序缩短了药品研发和许可时间，使更多患者更早获得治疗。但由于这样的许可以相对更有限的数据为基础，可以预见，这些药品在上市后出现严重不良反应的风险更大。为此，FDA可能对许可附加上市后研究的义务，要求申办者在上市后继续进行确证性试验。

（一）收益：缩短研发和许可时间

加速研发和许可项目缩短了临床研发时间，使更多患者人群能更早获得治疗。例如，在加速程序下，将平均临床研发时间从8.9年缩短到6.2年，而适用加速许可的药品审评时限平均仅需4.2年。新药审评时间也有了戏剧性减少，从20世纪80年代的30个月，降低到1997年的14.5个月，到2011年则缩短为9.9个月。

在20世纪90年代中期，《处方药使用者付费法》颁布的短期结果是，由于处理了迟滞的申请，使许可量达到巅峰，但每年的许可数量迅速回到历史平均值。虽然一度认为美国FDA药品审评过慢，但自从2000年以来，美国的药品审评已经比加拿大和欧洲更快。在2001年至2010年间，FDA批准的新药中，有64%早于欧洲药品局。

（二）风险：上市后严重不良反应

然而，较早上市以及研发和审评时间的缩短，也被认为与负面的公共健康结果相关联。已经发现，与在其他时段许可的药品相比，在监管收费法案规定的审评截止期限前批准的药品，更可能存在上市后安全问题：更有可能因安全性退市，更有可能附有药品的黑框警示（black-box warning）。还有研究者指出，对于这些获得更快审评的药品而言，其有着更多关于药品不良事件的自发报告。

之所以出现这样的结果，因为被加速的药品许可基于更有限的数据。虽然快速路径和加速许可没有改变审评的法定标准，审评标准仍然是有效性和可接受的风险，但它们减少了满足此标准需要的证据数量，而且改变了证据的性质。例如，在过去十年中，基于有限的临床试验批准了部分抗癌药品，这些试验是非随机的、非双盲的，在一期和二期试验使用了中间终点而非患者存活率，它们在关键性试验中发生严重不良事件的概率，要比基于更严格研究获得许可的癌症药品高72%。近期研究表明，加速许可项目批准的药品，对疗效加以检验的中位数仅为104名患者；相较而言，非加速审评的药品对应的中位数则为580名患者。使用早期临床试验方法搜集的数据是不稳定的，在更大规模、更严格的后续试验中，可能无法对其加以证实。

（三）上市后研究义务的履行

美国FDA担心无法对药品的收益和风险进行准确的评估，在大约20世纪70年代，对某些许可的药品设定了四期临床的要求，要求在上市后开展确证研究。开展上市后研究的新药比例，从20世纪80年代的大约30%，增加到21世纪初期的大约80%。但这些上市后研究的开展常常被推迟，有的甚至根本没有启动。基于有限的数据，吉妥单抗（Gemtuzumab）在2000年被批准用于治疗一种罕见类型的白血病，但在2004年启动的上市后确证性试验表明，服用此药后死亡率增加，并无任何疗效，在2010年将该药撤出了市场。

由于担心是否能及时进行上市后研究，国会在2007年《联邦食品药品管理局法》修正案中强化了FDA的执行权。然而，直至2011年，40%以上的被批准药品还未能履行上市后研究承诺。究竟在多长时间完成上市后研究，其往往有着更长的时间幅度，来自FDA肿瘤药物办公室的一份报告表明，对于通过加速许可路径审批的肿瘤药物而言，完成上市后研究的时间从0.8年到12.6年不等，平均值为3.9年。

2012年美国FDA批准了贝达喹啉（Bedaquiline），这是一种新机制的抗结核药物，用于治疗多重耐药性肺结核。对该药也使用了加速审批程序，在审评该药时，使用了痰培养转换这一替代终点。但关键性试验表明，与那些随机接受标准治疗的患者相比，使用贝达喹啉的肺结核患者的死亡率要高出五倍之多。该药对患者个体会产生怎样的影响，还有必要进行进一步研究，美国FDA要求对贝达喹啉开展确证性随机试验，此试验需要持续到2022年为止。

第二节　加速许可

美国新药审评的加速程序中，包括了加速许可、优先审评、快速路径和突破性治疗程序。本节将对加速许可的适格标准、终点、适格标准及条件加以讨论。对于获得加速许可的药品，要求开展上市后确证性试验，并对不可逆转的发病或死亡的预期效果或其他临床利益加以描述。

一、加速许可的适格标准

在批准药品适用加速许可程序时，FDA已经确定了用于支持审评的终点，即替代终点或中间临床终点，其疗效很可能合理预示了临床收益。这种路径的首要风险是，很可能将患者暴露在最终证明不具有实际临床收益的药品之下。此外，相较于传统被批准的药品，这类药品的临床实验可能数量更少、期限更短，这可能意味着关于不良事件的信息变得更为少见，或者会被延迟报告。加速许可意在治疗严重疾病，相对于已有治疗方法而言，其具有显著优势，但对其之所以有保留，是因为能否验证临床收益，具有不确定性，还可能出现尚未发现的风险。

FDA鼓励申办者在研发中尽早和审评机构沟通，沟通内容包括申报药物是否有资格适用加速审评，拟采用的替代终点或中间临床终点为何，临床试验的设计，确证性试验的计划和进行。如果申报者希望适用加速审评程序，可能要做好其他方面的准备，如加快相关生产方面的进度，开发必要的伴随诊断设备。

（一）严重疾病

加速许可路径主要用于治疗病程长且要求一段持续期间的疾病的药品审评以度量该药品预期的临床收益。例如，普遍适用加速许可程序，来审评抗癌和抗艾滋病药物。加速许可程序的确可以相对较快地评价药品对肿瘤生长或病毒载量的效果，但由于典型病程的持续性，证实药品对幸存或发病率的效果通常需要漫长的、有时是大量的试验。也有可能将加速许可适用于急症。

当药品用于治疗严重的或危及生命的疾病，而且仅有有限的治疗选择，在考虑是否适用加速许可时，FDA应当考虑的是"疾病的严重性、罕见性或普遍性"，FDA具有一定意义上的程序裁量权，来选择是否适用加速许可程序。

（二）与可用治疗相比有意义的优势

FDA颁布的规章中规定，只有药品所带来的治疗收益要显著优于现有治疗方案时，才能适用加速许可。根据《食品药品管理局创新与安全法》第901条的规定，FDA在适用加速许可程序时，应"考虑替代治疗的可获得性，或是否缺乏替代治疗方案"。

FDA在决定是否适用加速许可程序时，具有一定的灵活性。例如，如果替代治疗的疗效与已有治疗方法的疗效相当，但作用机制不同，这对疾病将具有额外的临床价值，因为可能有相当数量的患者对新疗法产生不同的响应。在有些情况下，可能没有可证实的直接疗效或者安全性优势，但如果药品能避免已有治疗方案的严重毒性，或能减少有害的交叉反应，或能改善患者的依从性，也认为该药品带来了比现有治疗更有意义的治疗收益。

（三）证实在某一终点的疗效很可能合理预示其临床收益

FDA在判断某一终点是否很可能合理预见临床收益时，有权考虑"流行病学、病理生理学、治疗学、药理学或使用生物标记发现的其他证据，或者其他科学方法或工具"以及其他数据。

二、加速许可的终点指标

加速许可的收益是通过三期临床的设计，运用替代终点指标加速完成三期临床试验的过程，使药物更快获批上市。对于有条件批准的药物，FDA要求企业在上市后继续开展以临床终点指标设计的确证性临床试验，如果临床疗效与预期不符，FDA将对有条件批准的药物撤市。

用作加速许可基础的两类终点是：①替代终点指标（Surrogate Endpoints），这被认为很可能合理预示了临床收益；②中间临床终点指标（Intermediate Clinical Endpoints），其早于不可逆转的发病或死亡，很可能合理预示着药品对不可逆转的发病或死亡的影响，或其他临床收益。

（一）替代终点

就加速许可而言，替代终点是一个标识，诸如实验室检查、放射线影像、体征或其他检查，被认为预示着临床收益，但它本身不是对临床收益的量度。需要考察这种标识能在多大程度上预示临床收益，考察证据具有怎样的效力，如果此标识能预测临床收益，那么可以成为替代终点，并将其作为加速许可的基础。当证据不足时，此类标识则不一定能作为传统许可或加速许可的替代终点。

例如，FDA曾经使用下列替代终点来支持加速许可。

（1）已经证实，血浆HIV病毒载量持续抑制能减少与艾滋病相关的发病率和死亡率，并构成传统审批的基础。在过去，曾将对病毒载量的较短期抑制作为替代终点来支持加速许可，因为认为这很可能合理预示着对发病率或死亡率的影响。当前数据证实，在某些情形下，短期病毒载量抑制可能支持完整的药品审评。

（2）对血液中细菌的实验室检验表明，细菌已从血液中清除，很可能合理预示着感染的临床治愈。

（3）认为6个月随访治疗（即痰培养状态和感染复发率）的结果，很可能合理预示着肺结核的治愈。

（4）地中海贫血导致的铁超负荷患者的铁负荷减少，很可能合理预示着身体铁超负荷导致的与输血相关的不良事件减少。

（5）认为存在特定肿瘤类别肿瘤缩小（回应率）的影像学证据，很可能合理预示着整体存活率的改进。

使用替代指标的好处在于企业能够节省时间和费用，相对主观指标而言，更容易对替代指标进行数据统计，比临床终点指标更省时，病例数也较少。但风险还在于替代终点指标的选择上，替代终点指标要与临床终点指标具有相关性。

（二）中间临床终点

就加速许可而言，中间临床终点是指，对治疗效果的一种测定，其测定可以早于对不可逆转的发病或死亡效果的测定，且被认为很可能合理预见该药品对不可逆转的发病或死亡有效或其他临床利益。重要的问题是，已证实的治疗效果是否能单独构成传统许可的基础。基于不可逆转的发病或死亡之外的临床终点，对严重疾病用药的许可，通常被认为在传统许可程序项下。基于这类临床终点的许可，只有在为证实导致许可的预期临床利益，有必要确定该药品对不可逆转的发病或死亡的效果或者其他临床利益时，才会被视为在加速许可路径项下。

虽然FDA在基于中间临床终点的加速许可方面仅有有限的经验，但它相信，中间临床终点可以被用于支持在下列状态下的加速许可。

（1）在慢性病的情景下，传统许可需要评估临床利益的持续性，一项研究证实存在相对短期的临床利益，但这种短期利益被认为很可能合理预示着长期利益。

（2）如果有必要证实药品对不可逆转的发病或死亡的效果（例如因为可用治疗对不可逆转的发病或死亡确有效果），临床终点证实的某种临床利益，很可能合理预示着对某种疾病不可逆转的发病或死亡的效果。

FDA采用中间临床终点来支持加速许可的例子如下。

（1）根据对大约13个月治疗后复发率的观察，来批准治疗多发性硬化的药品，但仍不确定，观察到的疗效是否具有持续性。在加速许可下，要求申办者在上市后期间继续现有试验，确证疗效能继续持续2年。

（2）当审批治疗早产的药物时，如果能证实该药的确延迟了分娩，可以据此许可。在加速许可程序下，要求申办者进行上市后研究，以证实长期的产后结果改善。

FDA不会对符合传统许可标准的药物适用加速许可程序。如果申办者基于中间临床终点，来考虑其研发计划，那么申办者应当在药品研发早期与适当的审评部门讨论他们的研发计划。

三、加速许可的证据标准

与以传统方式批准的药品一样，适用加速许可程序批准的药品在安全性和有效性方面，必须符合相同的法定标准。就有效性而言，标准是基于充分和得到适当控制的临床研究的实质性证据。就安全性而言，标准是有充分的信息去判断，在用于指定的、建议的或拟议标签载明的疾病时，这种药品是否安全。在加速许可程序下，FDA可以依赖特殊类别的证据，例如药品在替代终点的效果，作为审批的基础。FDA审慎评估这类证据，以确保可以通过附加的上市后研究或实验，来解决针对替代终点的疗效与临床收益的关系的任何疑问。加速许可申请也应包括，拟采用的替代终点或中间临床终点能合理预示药品的预期临床收益的证据。

判断一个终点是否能合理预见临床收益，将有赖于疾病、终点和预期效果之间的关系，以及此种关系有着怎样的生物学合理性，是否存在支持这种关系的实证证据。实证数据可能包括"流行病学、病理生理学、治疗、药理学或使用生物标记获得的其他证据，或其他科学方法或工具。"但是，药理学的证据是不充分的。需要有临床数据来支持这一结论，即替代终点或中间临床终点的疗效与临床结果疗效之间，很可能存在合理的关联。

在判断药品在既定终点的效果是否能合理预示临床收益时，FDA会考虑所有相关证据，并可能在必要时咨询外部专家。

（一）理解病程

替代终点通常被认为是对下述情形的度量。

（1）对疾病根本原因的度量（例如，高尿酸和痛风，高血压和高血压性心脏病，低甲状腺素水平和甲状腺功能低下）。

（2）预示着最终结果的疗效（例如可以预计肿瘤缩小将延迟症状进展并改善存活率；利尿可以改善心脏衰竭的症状；可以将血清肌酸酐和肾小球滤过率的效果作为替代，预示对慢性肾衰的效果，并可能延迟肾病最终阶段的出现）。

（3）导致临床结果的病理生理路径状况（例如，更多使用低水平的生物标记物，来取代缺失的酶或凝血因子）。

在这些情况下，疾病的病理生理学被理解的程度，是决定重要指标终点是否能合理预示临床利益的重要因素。如果疾病的病程复杂，有多重病理生理学或因果关系路径，且未被充分理解，可能难以决定，对于替代终点的疗效是否代表了对于因果关系路径有意义的结果。例如，对于某些合理地得到充分理解的酶缺乏症，取代缺乏的酶可靠地预示着临床利益。相反，另一些酶缺乏可能涉及的缺陷，其病理生理学或因果关系路径尚未得到充分理解，当在血液中而非在组织水平检验到酶替代，将不能合理预示病程或治疗结果。

某些得到确认的、与疾病相关的生物标记可能很少或不能预示临床利益，或者它们预示临床利益的能力因疾病或干预而不同。例如，对于感染导致的发烧患者，非甾体类抗炎药导致患者的体温下降，不能预示药品对该疾病的疗效。然而，抗生素导致患者体温下降，可能是对疾病的疗效的指征。类似的，对于前列腺癌，前列腺特异性抗原水平提高，可能是肿瘤负荷加重的结果。因此，前列腺特异性抗原可能与前列腺癌集中或死亡的风险相关联。然而，在前列腺特异性抗原增加和疾病加重或死亡之间的这种关系不是始终如一的。因此，预示药品的临床利益，不必然依赖于药品降低前列腺特异性抗原的能力。

（二）理解药品疗效与病程之间的关系

药品在替代终点的疗效，能够在一定程度上预示着对疾病的疗效，关键在于疗效作用于因果关系路径，或是因为替代终点的疗效与临床结果相关。有时可以从流行病学的角度评估这种关系。但最具说服力的是，知悉在替代终点处发挥疗效的药品，也对临床结果产生影响。因此，对于诸多类型的药品而言，得以反复证实的是，降血压将降低高血压患者中风和冠心病的发病率。与之类似，杀死病原菌或病毒，将导致感染性疾病的治愈；在持续的时间内肿瘤的缩小，可以改善某些患者的存活率。这些替代终点的应答被认为是对病程有积极效果。

在识别和评估替代终点时，会考虑以下因素。

（1）是否存在可靠、持续的流行病学证据，支持终点和预期治疗收益的关系。

（2）在这一终点与临床结果之间，其流行病学关系的精确程度如何。例如，正如血压和低密度脂蛋白胆固醇之间的关系，终点指标异常会对应较差的临床结果。

（3）是否已经证实，替代终点的疗效预示着另一种药品或几种药品的临床收益。如果这些药品是同一药理作用类型的药品，或是相互之间具有密切关联的药理类型，这一因素通常更有说服力。

对于罕见病而言，可能只有有限的文献信息，缺乏深入的流行病学或历史数据，没有或几乎没有其他药品的经验对替代终点或中间临床终点加以解释。对于缺乏历史资料的特定疾病，FDA可能就替代终点和中间临床终点咨询外部专家。

四、加速许可的条件

（一）促销材料

如果审评机构没有另行通知，申请人必须向其提交全部促销材料（Promotional materials）的副本，包括预期在获上市许可后120日内散发或发布的促销标签和广告，审评机构在审评期间要对这些材料加以考量。在获上市许可120日以内，如果审评机构没有另行通知，申请人必须在预期的首次散发促销材料前至少30日，向审评机构提交促销材料。

（二）确证性试验

对于获加速许可的药品，要求通过上市后确证性试验来验证和描述对不可逆转的发病或死亡的预期效果或其他临床利益。申办者必须对这些试验的完成负应有的注意义务（due diligence）。

FDA已经对应有的注意义务进行了解释，意在必须尽可能迅速地开展验证临床收益的上市后试验。应当尽早制定上市后试验的方案，并详细说明该试验的时间轴；例如，应当规定招募受试者和完成试验的时间轴。FDA与申办者应当就确证性试验的设计和进行达成一致。

如果在研发阶段已经明确，该药品有意依据加速许可程序，基于替代终点或中间临床终点获得许可，那么在提交上市申请时，就应展开确证性试验。如果在上市申请提交前不久或在提交申请后才明确，替代终点或中间临床终点将成为加速许可的基础，那么，FDA应当在给予该药品许可前，与申办者就确证性试验的设计与进行达成一致意见。

通常，确证性试验评估是对临床终点的度量，也是直接在度量临床收益。例如，确证性试验的人群一般是与支持加速许可研究的同一疾病人群。然而，在某些情况下，由于商业等原因，使得很难在确证性试验中，招募到同一疾病人群中的患者。在这些情况下，可能会在不同但相关的人群中，开展确证性试验，这样也能对预期的临床收益加以验证。这常见于肿瘤病例，用于晚期肿瘤患者的药品经加速许可程序获批后，针对该肿瘤的早期患者，开展确证性试验。

在有些情况下，针对同一人群，对用于支持加速许可的同一替代终点而非临床终点，进行更长时间的评估，会成为关于临床收益的有说服力的证据。例如，在艾滋病治疗中，认为药物在相对短期（24周）内对病毒载量的影响，很可能合理预示着支持加速许可的临床收益。艾滋病治疗涉及终生治疗，涉及更为持久的临床收益，因此在更长时间内，如在一年内审视对病毒载量的抑制效果，其结论更令人信服。

当有可能使用临床试验中更晚阶段的效果，来验证在同一试验中较早发现的支持加速许可的效果时，可将这一临床试验的结果用于支持加速许可，并验证和描述临床利益。在这种情况下，应当在试验方案和统计学分析计划中明确说明，通过对支持加速许可的替代终点数据的分析，以及通过随机试验持续获得关于临床终点的数据，构成了验证临床收益的基础。在有些情况下，当同一临床试验可被用于支持加速许可和验证临床利益时，当适用加速程序给予许可时，验证临床收益的数据可能已经接近完整。

（三）加速许可的撤销

1. 撤销的原因

在以下特定情形下，FDA可能撤销依据加速许可程序批准的药品或适应证。

（1）在要求进行的验证预期临床收益的试验中，未能验证这种利益。

（2）其他证据表明，产品在此种使用条件下，不具有充分的安全性和有效性。

（3）申请人未能在对某药品进行上市后试验时，尽应有的注意义务。

（4）申请人散发了与该药品相关的虚假的或误导的促销材料。

如果试验未能确证临床收益，或者不能证实存在充分的临床收益，足以证明与该药品相关的风险具有正当性（例如，在替代终点观察到的疗效，证实的收益显著低于预期），那么药品许可可能被撤销。

2. 撤销的程序

根据《联邦规章汇编》第21编第314.150(d)条的规定，如果FDA认为存在撤销的理由，那么FDA可能会要求申请人撤销许可，或者在听证机会告知函（NOOH）中，通知申请人撤销许可的建议。听证机会告知函中通常将载明拟撤销许可的理由。在收到告知函后，申请人可在15日内提交听证的书面申请。如果申请人没有在15日内申请听证，视为放弃了听证机会。申请人也可能请求FDA撤销在加速许可程序下批准的药品。

第三节　优先审评

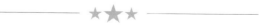

优先审评（Priority Review）程序的认定适用于新药申请、生物制品申请和疗效补充申请。如果一种药品治疗严重疾病，并且如批准后能显著改善药品的安全性或有

效性，那么，该药品将获得优先审评认定。此外，具体的法律条文规定了多种类别的优先审评申请。

优先审评认定意在将首要的注意力和资源导向对这些申请的审评。其他未获得优先审评认定的申请，将适用标准审评。与标准审评的10个月期间相比，优先审评认定意味着FDA的目标是在收到上市申请之日起6个月内作出决定。

一、优先审评认定的适格标准

优先审评认定的适格标准包括：①该药品用于治疗严重疾病；且②该药品经证实有可能实现安全性或有效性的重大改善。此外，法律有特别规定的部分药品，也将适用或可能适用优先审评。

（一）证实有可能实现安全性或有效性的重大改善

优先审评认定的标准是：FDA认为，初步审评表明，治疗严重或危及生命的疾病的药品，如果获得许可，在治疗、诊断或预防严重或危及生命的疾病时，与现有治疗相比，将在安全性或有效性上实现显著改善。

显著改善的示例如下。

（1）在疾病的治疗、预防或诊断中，提高了治疗有效性的证据。

（2）与治疗相关的不良反应消失，或有了实质性减少。

（3）有据可证，可以预期提高患者的依从性，带来严重后果的改善。

（4）在新的亚群中，出现安全性和有效性的证据。

虽然这种证据可以来自临床试验，通过临床试验将研究用药物与已上市药品相对照，但优先审评认定也可以基于科学上有效的其他信息。通常，如果有可用治疗，申办者应当在临床试验中将研究用药物与已有治疗对照，证明在安全性或有效性上的优越之处。作为替代方案，申办者还可以选择去证明，研究用药物能有效治疗不能耐受已有治疗方案的患者，或者对已有治疗方案没有反应的患者，或者可以与其他无法与已有治疗方案组合使用的关键药物有效地联用。虽然这些证据通常基于随机试验，但其他类别的对照试验，例如病例前后对照，也具有说服力。

（二）法律有特别规定的情形

根据《联邦食品、药品和化妆品法》及相关法律的规定，将自动认定部分申请为优先审评，另一部分申请则可能被认定为优先审评。

1. 适用优先审评的法定情形

（1）根据《联邦食品、药品和化妆品法》第505A条项下的儿科研究报告提出的关于改变标签的补充申请。

（2）为回应《儿童最佳药物法》（Best Pharmaceuticals for Children Act）项下的书面要求而提交的申请。

（3）已被认定为适格的抗感染疾病用药的申请。

（4）提交了优先审评券的申请或补充申请。

2. 可能适用优先审评的法定情形

对于获得快速路径、突破性治疗认定的药品申请，或加速许可程序下提交的申请，为回应《儿科研究公平法》（Pediatric Research Equity Act）而提交的申请，基于在提交申请时可获得的信息和数据，可能被认定为优先审评或标准审评。

二、优先审评认定申请

FDA负责确定每份申请是否具有优先审评资格（相对于标准审评），而不仅限于申请人申请优先审评时。然而，申请人可以直接申请优先审评。

（一）提交认定申请的时间

申办者可以在提交初始新药上市许可申请、生物制品上市许可申请或疗效补充申请时，申请优先审评认定，以引起CDER或CBER适当审评处室的关注。药品审评部门不希望在收到新药上市许可申请、生物制品申请或疗效补充申请后，再接到优先审评认定的申请。

（二）认定申请的内容

优先审评认定申请应当包括下列信息。

（1）在申请信函中以粗体大写字母，将提交的文件标明"优先审评认定申请"（REQUEST FOR PRIORITY REVIEW DESIGNATION）。

（2）在申请信函中，应写明申办者联系人的姓名、联系地址、电子邮件、电话号码和传真号码。

（3）如果可行的话，药品申请应写明专利名和活性成分，生物制品申请应写明适当名称和专利名。

（4）载明拟针对的适应证。

（5）支持优先审评认定申请的简洁的信息摘要中应包括阐明预计该药品将用于治疗某种严重状况的基础以及宣称这种药品在治疗、预防或诊断某种严重状况时，显著改进安全性或有效性的基础。

三、对优先审评的认定

（一）优先审评认定

根据新药办公室的相关操作规程，在优先审评认定过程中，审评团队、审评科主任与监管项目经理各司其职、各负其责。

1. 审评团队

审评团队在14日内对每份新药申请、生物制品申请、疗效补充申请向部门主任提出审评认定建议。在收到初始新药申请、初始生物制品申请、疗效补充申请后14日内，确认申请是否具有优先审评认定的资格。如果预期申请具有优先审评认定的资格，那么，将被安排在30日内召开立卷会议，而召开立卷会议的标准时间是45日。将在立卷会议上，由部门主任对审评类型的归属做出决定，并确定第一轮审评的时间进度。

2. 审评部主任

审评部主任对于将要立卷的申请，在立卷会议之前，最终决定新药申请、生物制品申请或疗效补充申请分别适用怎样的程序。审评部主任在做出决定时，应考虑审评团队的建议，并就程序的适用与监管项目经理沟通。

3. 监管项目经理

监管项目经理负责告知申请人，最终认定怎样的审评程序。在受理之日起60日内，告知适用优先审评程序；在受理之日起74日内，告知适用标准审评程序。当就审评类型重新做出决定时，监管项目经理应与审评团队进行沟通。

（二）通知申请人

FDA审评部门将在审评60日内以书面形式告知申请人适用优先审评程序。审评部门将在审评74日内，书面通知申请人适用标准审评程序。这要以申请人递交审评程序认定的申请为前提。

第四节　快速路径

美国《联邦食品、药品和化妆品法》第506(b)条规定，"如果意在单独或与一种或多种药品联合使用，用于治疗严重的或危及生命的疾病或症状，它证实有可能满足该疾病或症状的尚未满足的医疗需要"，可被认定为快速路径（fast track）药品。该条款意在为治疗严重和危及生命的疾病的药品研发提供便利，并加速这些药品的审评，以便获得许可的药品尽快上市。该款规定了快速路径认定的适格标准和特征。

一、快速路径的适格标准

快速路径认定适用于单独使用或者与其他药品一同使用的"药品"，以及药品某种正在研究的特定用途。这里的"药品"可以包括两种或多种药品的组合。在适当时，对于已批准药品的新用途，也可能获得快速路径认定。

快速路径认定的适格标准是：①严重疾病；②证实有可能满足尚未满足的医疗需要。

要证实有可能满足尚未满足的医疗需要，所要求的信息类型，取决于申请快速路径认定时药品研发所处的阶段。在研发早期，非临床模型的活动证据、机械原理或药理学数据都可以用于证明这种可能性。在研发晚期，可获得的临床数据应当证实有可能满足尚未满足的医疗需要。

二、快速路径的特征

（一）加快研发和审评的行动

适用快速路径的申请者有机会与审评团队频繁互动，这包括研究用新药申请前与FDA的会晤，一期临床结束时的会晤，二期临床结束时讨论试验设计、为审批所要求的安全数据的内容、剂量-反应关系以及生物标记的使用的会晤。在适当时也会安排其他的会晤日程，例如讨论加速许可，讨论新药申请的结构和内容，以及讨论其他至为重要的问题。

此外，如果在提交生物制品申请、新药申请或疗效补充申请时，有临床数据支持，那么可对该药品适用优先审评。

（二）滚动审评

如果FDA在对申办者提交的临床数据进行初步评估后，确定可以引入快速路径，那么，审评机构可以考虑在申办者提交完整的上市许可申请之前，对其提交的部分申请材料进行审评。继而对其之后提交的材料进行滚动审评。

三、申请快速路径认定的程序

（一）认定申请的提交

在首次提交研究用新药申请时，或在审评机构收到新药或生物制品上市许可申请之前的任何时间，申请人可以提交快速路径认定的申请。在提交研究用新药申请之前，在研究用新药申请前会议中，可以讨论适用快速路径进行申请的可能性。实际上，FDA收到快速路径认定申请的时间，通常不会晚于申请人与审评机构在新药申请或生物制品申请前的会晤，因为在此时段之后，快速路径认定的很多特征将不再适用。

（二）认定申请的内容

快速路径认定的申请应当包括下列信息。在大部分情况下，这些信息大约控制在10～20页之间。

（1）如果快速路径认定作为申办者的研究用新药申请的修正提交，在申请信函（cover letter）中应当以粗体的英文大写字母（REQUEST FOR FAST TRACK DESIGNATION），将提交的文件标记为"快速路径认定申请"。如果申请与初始的研究用新药申请一同提交，在申请信函中应当以粗体的英文大写字母标明INITIAL INVESTIGATIONAL NEW DRUG SUBMISSION and REQUEST FOR FAST TRACK DESIGNATION，将提交的文件识别为"启动研究用新药申请和快速路径认定的申请"。

（2）在申请信函中，应写明申办者联系人的姓名、联系地址、电子邮件、电话号码和传真号码。

（3）如果可能的话，写明研究用新药申请编号。

（4）在可能的情况下，药品申请应载明专利名和活性成分，生物制品申请应载明适当的名称和专利名。

（5）研究用新药申请提交给的药品审评机构部门或办公室的名称。

（6）拟针对的适应证。

（7）针对申请快速路径认定的药品，就适应证提交的简洁信息摘要中应阐明认为预计此药品能治疗某种严重症状的基础；应阐明该药品有可能满足尚未满足的医疗需要的基础；并解释在计划的药品研发项目中，如何评估这种可能性，例如说明为评估这种可能性，而拟采用哪些试验。

（8）如果可行，列出此前提交的研究用新药申请中与认定快速路径相关的文件清单，并注明提交日期。可以重新向FDA提交相应的纸质文件，将其作为认定快速路径申请的附件。

（三）FDA的回应

FDA将在收到申请之后60日内做出回应。

1. 认定函（Designation Letter）

如果FDA认为可以适用快速路径对相应药品进行审评，认定函将：①宣称针对特定严重症状的治疗，批准适用快速路径程序来审评药品；②指出申办者设计和实施的研究，需能证实该药品是否满足尚未满足的医疗需要；③对申办者提出警示，要求其药物研发项目持续符合认定快速路径的标准。

2. 拒绝认定函（Nondesignation Letter）

如果审评机构认为，快速路径认定申请是不完整的，或者该药品研发项目未能满足快速路径认定的标准，它将发给申办者拒绝认定函。拒绝认定函将表示不准予适用快速路径进行审批，并说明决定的理由。

（四）快速路径研发项目的继续认定

在药品研发期间，可以预期，如果快速路径研发项目中的某种药品：①不能证实有可能满足尚未满足的医疗需要；或②药物研发项目的开展表明，其不再能治疗某种严重疾病，或不再能满足尚未满足的医疗需要，例如出现的临床数据未能证实，快速路径研发项目中的药品有预期的优势。那么此药品不再符合快速路径审评的条件，不再对其适用快速路径审评。

FDA期望，对于依据快速路径申报的药物，在研发过程中，包括在二期临床结束会议、新药生物制品申请前会议中，将讨论和评估特定药品研发计划作为快速路径项目的一部分的适当性。如果申办者认为，将不再按照快速路径研发该药物，它应当就此改变通知审评机构。

当相关数据不再支持快速路径审评，或药物研发者不再按照快速路径来进行药物研发时，FDA可能选择发函告知申办者该项目不再被认定为适用快速路径的药物研发项目。

第五节　突破性治疗

《联邦食品、药品和化妆品法》第506(a)条规定，"如果药品意在单独或者与一种或多种药品联合使用，治疗严重的或危及生命的疾病或症状，而且初步的临床证据表明，与现有治疗方法相比，在一个或多个重要临床终点上，该药品可能证实实质性改善，例如在临床研发早期观察到实质性治疗效果"，则可认定为突破性治疗药品。

制药企业可以将突破性治疗药物资格申请与研究用新药申请一同提交，或在研究用新药申请提交后的任何阶段，但是建议不晚于二期临床试验会议结束，FDA在收到申请60日内给予答复。如果该药物不再满足突破性治疗药物指定的资格，FDA将撤销对其的指定。因为FDA致力于投入相当的资源，与突破性治疗药物的申办者密切协作，因此它需要关注突破性治疗药物研发项目是否持续符合该项目的条件。

一、突破性治疗认定的适格标准

突破性治疗认定适用于药品（单独或与其他药品联合使用）及其正在研发的特定用途。如果突破性治疗认定或申请的主题是两种或多种药品的组合，那么"药品"一词指的是这一组合。在适当时，FDA也可能对已许可药品的新用途给予这种认定。

突破性治疗药物的认定需满足两个条件：一是适应证为严重的或危及生命的疾病；二是初步的临床证据表明，与现有治疗方法相比，在一个或多个重要临床终点上，该药品会明显优于已有药物。

（一）初步临床证据

能支持快速路径认定的信息包括理论原理、基于非临床数据的机制原理，或者非临床活动的证据，与之不同的是，对突破性治疗药物的认定，要求有治疗效果的初步临床证据，说明治疗某种症状时，相较于现有疗法有显著改进。

就突破性治疗而言，初步临床证据意味着，证据足以表明，药品在安全性和有效性方面，相对于现有治疗方案有实质性改善，但大多数情况下，证据尚不足以确证药品审评意义上的安全性和有效性。FDA预期，要通过一期或二期临床试验，才能有支持药品审评的证据。非临床信息能支持药品的临床证据。在所有情况下，初步临床证据要证实药品能相对于现有治疗有实质性改善，相应的临床试验应有足量的患者，这样的数据才被认为具有可信度。然而这样的数据并不具有确定性。

理想地，证明相对于现有治疗有实质性改善的初步临床证据，应来自在临床试验中，将研究用新药与可用治疗或安慰剂相比较的对照研究，或者将研究用新药与单独的标准治疗规程相对照。FDA鼓励申办者在研发早期获得这类初步可比性数据。其他类型的临床数据也可能具有说服力，包括可以开展无对照组试验，将新的治疗方法与有完好记录的历史资料相比较。通常，FDA预期，仅在新治疗和历史经验之间有显著差别时，这类病例对照数据才具有说服力。例如，当疾病的主要表现是肺功能下降，如果已有疗法没能改进肺功能，而无对照组研究数据证明，新药明显改善了肺功能，那么这些数据有说服力。如果通过病例对照研究，证明相对于已有疗法而言，抗癌药品实质性提高了整体的应答率，那么这些数据也是有说服力的。

（二）可能证实在重要临床终点有实质性改善

要支持突破性治疗认定，初步临床证据必须证明，药品在一个或多个重要临床终点上，可以证实相比可用治疗有实质性改善。

1. 实质性改善

要确定相对于已有疗法而言，是否产生了实质性的改善，是一种判断，这取决于药品在重要临床终点时，疗效是否有所改进，疗效持续多久，所观察的疗效对治疗严重症状，有着怎样的重要意义。通常，相对于已有疗法而言，初步治疗证据应当具有明显的优势。

证实实质性改善的路径包括以下几种。

（1）相对于已有疗法而言，新药能产生更强或更重要的响应。例如新药能产生完整的响应，而对照治疗通常仅产生部分响应。可以针对对已有治疗未有应答的患者，或者针对未曾用过其他治疗方案的患者。

（2）如果不存在已有的可行治疗方案，相对于安慰剂或有完好文件记录的历史对照而言，新药就重要的后果，展示了实质性的和具有临床意义的效果。

（3）在对照研究或有完好文件证明的病例对照研究中，与可用治疗相比，新药与可用治疗叠加，会导致更强或更重要的响应。该试验也可针对对已有治疗方案没有响应的患者，或针对未曾用过其他治疗方案的患者。

（4）已有治疗方案仅能治疗疾病的症状，新药则对病因有实质性的、具有临床意义的效果，且初步临床证据表明，该药品在长期内很可能有修正疾病的效果。例如，相对于已有治疗方案可产生的暂时临床收益，会产生持续的临床收益。

（5）新药逆转或阻却了疾病的进展，而已有治疗方案只是改善了症状。

（6）在已有治疗可能会导致严重不良事件，乃至可能导致治疗中断时，新药有重要的安全性优势，并有类似的有效性。

2. 重要临床终点

就突破性治疗认定而言，FDA认为，重要临床终点通常是指这样的终点，能度量对不可逆转的发病或死亡的影响，或能度量对代表疾病严重后果的表征的影响。它也可以指那些提示了不可逆转的发病或死亡的影响或对严重症状的影响的结论，包括以下几点。

（1）在已确立的替代终点，其影响通常可被用于支持传统许可。

（2）在替代终点或中间临床终点的效果，被认为很可能合理预示着临床收益。

（3）与已有治疗方案相比，安全性有重大改善。例如，肿瘤药物的剂量-限制毒性更低，且有证据表明有类似的疗效。

在突破性治疗认定申请中，申办者应当就为什么某个终点或结论被认为在临床上具有重要意义，给出充分的正当化根据。

在极为少见的情况下，如果药效动力学生物标记物有力地提示对于疾病能产生具有临床意义的效果，那么它可能被认为是重要临床终点。在这些情况下，申办者应当提供支持使用药效动力学生物标记的证据。这些证据应当包括：①对疾病的病理生理学的理解程度；②生物标记是否在病程的因果路径上；③药品对该生物标记生效的时间段（例如这一生物标记的度量可以早于加速许可使用的替代终点）。通常可以预期，药品会对该药效动力学生物标记物产生有力的影响。在一种疾病没有可用的治疗方案时，如果有证据支持，那么FDA很可能依赖药效动力学生物标记物，对突破性治疗进行认定。

二、突破性治疗认定的特征

（一）尽早对有效的药物研发项目进行全面指导

突破性治疗认定通常将意味着，与可用治疗相比，药品会产生更明显的效果。可以明显减少突破性治疗研发项目的审批时间。然而，FDA指出，研发项目的审评时间虽然被压缩，但仍必须有充分的数据，以确保药品的安全性和有效性符合许可的法定标准。如果忽略药物研发项目的必备要素，会造成上市许可的严重迟延，或者使得无法给予上市许可。

申办者可以通过多种方式设计有效的临床试验。FDA努力确保，让突破性治疗药物的申办者得到及时的建议和互动式交流，来帮助申办者尽可能有效地设计和实施药品研发项目。在这些互动中，FDA或申办者都有可能就可选择的临床试验设计（例如适应性设计、富集策略、交叉设计），或使用数据监控委员会的中期分析，提出相应的建议。这些试验设计可能导致试验规模更小或更有效，使得可以用更短的时间来完成临床试验，让接受可能效果较差治疗的患者人数趋于最少，即让接受已有治疗方案的对照组人数趋于最少。这些尤其适合于罕见病研究。例如，就罕见病药物研发而言，无对照组试验可能是一个重要选项，并伴以得到充分理解的病理生理学和充分界定的病程。

FDA预期，审评团队和申办者通过药物研发中的会晤和互动，可以解决研发过程不同阶段中的重要问题。此外，申办者也应加快药物研发其他方面的进度，例如生产方面的准备，开发必要的伴随诊断技术。

（二）包括高级经理人在内的组织承诺

FDA意在通过在前摄的、合作的、跨学科审评中，引入高级经理人和经验丰富的审评和医疗监管项目管理者，来加快突破性治疗药物的研发和审评。在适当时，FDA也试图指派一位跨学科项目的主任，来为该药物研发项目的有效审评提供便利。这位跨学科项目主任将成为审评团队成员之间的联络人，例如成为医学、临床药理学、药理毒理学、合规、生物统计学及化学、生产和控制等人员之间的联络人。通过药品监管机构中审评部门的医疗监管项目管理者，为协调内部活动，为与申办者的沟通交流提供便利。

（三）滚动审评

FDA已经决定，可对获得突破性治疗认定的药品适用滚动审评。因此，在对申办者提交的临床数据进行初步评估之后，如果FDA认为这可以适用突破性治疗审评的话，那么可以在申办者提交完整的申请之前，先行对部分资料进行审评，然后对之后提交的资料进行滚动审评。

三、突破性治疗认定的程序

（一）认定申请的提交

虽然申办者在首次提交研究用新药申请或此后的某一时间，可以申请突破性治疗认定，但直至它们获得初步临床证据，证明"该药品可能在一个或多个重要临床终点，证实相对于已有治疗有实质性改善"时，才能提交突破性治疗认定申请。因此，FDA预计，在大部分情况下，将以对研究用新药申请加以修正的形式，来提交突破性治疗认定的申请。在理想状态下，如果想获得被认定为突破性治疗的最大收益，FDA希望在临床试验开始前，收到突破性治疗认定申请。因为突破性治疗认定的初衷是形成证据，以支持尽可能有效率的许可，FDA预期，在提交新药上市申请、生物制品申请或补充申请之后，很少会提出突破性治疗认定申请。

如果申办者没有提出突破性治疗认定的请求，那么在满足下列条件时：①在审评可用数据和信息之后，审评机构认为该药物研发项目可能符合突破性治疗认定的标准；而且②能通过对突破性治疗的认定，使申办者在尚未完成的药物研发项目与未来的药品审评中受益，FDA也可能建议申办者考虑提交突破性治疗的认定申请。然而，审评机构仍需对申报者提交的申请及初步临床证据加以审评，以确定其是否符合突破性治疗的认定标准。审评机构建议申办者提交突破性治疗认定申请，只是建议性的，并不能保证审评机构收到了认定突破性治疗的申请，就一定能认定突破性治疗。

（二）认定申请的内容

突破性治疗认定申请应包括下列信息。在大部分情况下，这些信息应控制在大约10～20页的篇幅之间。

（1）如果将突破性治疗的认定，作为申办者的研究用新药申请的修正来提交，在申请信函中应当以粗体、大写字母写明"突破性治疗认定申请"（REQUEST FOR BREAKTHROUGHTHERAPY DESIGNATION）。如果申请与初始的研究用新药申请一同提交，在申请信函中应当以粗体、大写字母分别写明"初始研究用新药申请"（INITIAL INVESTIGATIONAL NEW DRUG SUBMISSION）和"突破性治疗认定申请"（REQUEST FOR BREAKTHROUGHTHERAPY DESIGNATION）。

（2）在申请信函中，应写明申办者联系人的姓名、联系地址、电子邮件、电话号码和传真号码。

（3）在可行的情况下，写明研究用新药申请的编码。

（4）在可行的情况下，药品申请应载明专利名和活性成分，生物制品申请应载明适当名称和专利名。

（5）研究用新药申请提交给的药品审评内设部门名称。

（6）拟治疗的适应证。

（7）针对所研究的适应证，申请突破性治疗认定的简洁信息摘要中应包括阐明认为该药能治疗这种严重疾病的基础；以及可能证实该药品相对于已有治疗方案具有实质性改善的初步临床证据。FDA并不期待申办者提交主要数据或数据集，但申办者应描述初步临床证据。例如对可能的已有治疗方案及其有效性加以简要描述，说明临床试验选择对照者的理由、试验设计、所研究的人群和使用的终点，简要描述研究结果和统计分析结果，必要时可以包括亚群分析。

（8）如果可以，列出此前提交的研究用新药申请中与申请认定突破性治疗相关的文件清单，并注明提交日期。

（三）FDA的回应

FDA将在收到突破性治疗认定申请之后60日内做出回应。

1. 认定函（Designation Letter）

如果FDA认为，可以适用突破性治疗路径对研发项目进行审评，认定函将：①明确针对特定严重症状的治疗，对相应药物申请适用突破性治疗程序；②解释FDA将与申办者进行密切合作，为后续研发提供指南，包括申报者若想更快批准该药，应提供怎样的证据，FDA也会提出建议；③对申办者提出警示，要求其药物研发项目持续符合突破性治疗认定的标准。

2. 拒绝认定函（Nondesignation Letter）

如果FDA确定，突破性治疗认定申请不完整，或者该药物研发项目不符合突破性治疗的认定标准，它将向申办者发出拒绝认定函。拒绝认定函将明确不准予突破性治疗认定，并说明决定的理由。拒绝认定函可能包括对申办者后续研究的建议，包括新的突破性治疗认定申请需要哪些内容。

（四）突破性治疗的继续认定

可以预期，在药物研发过程中，有些曾被认定为突破性治疗的药物将不再被认为是突破性治疗。例如，药物研发项目可能使用早期临床试验，来证明自己的响应率明显高于已有治疗方案，从而被准予突破性治疗认定。然而，后续的来自较大规模研究的中期数据可能证实，所产生的响应率显著低于早期临床试验观察的结果。另一个例子是，如果用于同一适应证的两种药物获得突破性治疗认定，但继而其中一种药品根据传统审评方式获得许可，那么，除非另一种药物的申报者证明，该药物相对于已获许可的药品而言，能有实质性改善，否则将无法再认定该药物为突破性治疗药物。此外，如果申办者自身不再准备按照突破性治疗路径从事药物研发及申报，它应当就此变化告知审评机构。

当出现的数据不再支持突破性治疗认定，或者不再推进突破性治疗药物的研发项目时，FDA可能会发函告知申办者该项目不再被认定为突破性治疗研发项目。FDA曾承诺以互动方式，同被认定为突破性治疗的申办者进行频繁沟通，因此FDA将告知申办者它撤销认定的打算，并给予申办者机会，令申报者有可能说明该药物继续符合突破性治疗认定标准的理由。

第六节　加速程序的具体适用

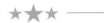

一、加速程序在药品审评中的适用

下表为2013年—2016年间，快速路径、突破性治疗、优先审评、加速许可这四类加速程序在美国新药申请和新生物制品申请审评中具体适用的情况。因规定突破性治疗的法律于2012年10月1日起生效，自2013年起，方有已获得突破性治疗认定的药品被授予上市许可。在2013年—2016年间，突破性治疗这类加速程序在药品审评中的适用日渐增加（表4-2）。

表4-2　2013年—2016年加速程序应用统计

	快速路径	突破性治疗	优先审评	加速许可	总许可数
2013年	10	3	10	2	27
2014年	17	8	25	8	41
2015年	14	10	24	6	45
2016年	8	7	15	6	22

在美国，2015年获得许可的45种新药中，共有27种新药（60%）被认定为其中的一种或几种加速类别，具体数字是：快速路径（14种，31%），突破性治疗（10种，22%），优先审评（24种，53%），加速许可（6种，13%）。

在美国，2016年获得许可的22种新药中，共有16种新药（73%）被认定为其中的一种或几种加速类别，具体数字是：快速路径（8种，36%），突破性治疗（7种，32%），优先审评（15种，68%），加速许可（6种，27%）。

考虑到2015年授予许可的新药和新生物制品适用加速程序的新药较多，以该年度获得许可的药品作为分析对象，详情见表4-3。

表4-3 2015年FDA应用加速审评程序批准的新药

	快速路径	突破性治疗	优先审评	加速许可	按时完成
Addyi					√
Alecensa		√	√	√	√
Aristada					
Avycaz	√		√		√
Bridion			√		√
Cholbam			√		
Corlanor	√		√		√
Cosentyx					√
Cotellic	√		√		√
Cresemba			√		√
Daklinza	√		√		√
Darzalex	√	√	√	√	√
Empliciti		√	√		√
Entresto	√		√		√
Farydak			√	√	√
Genvoya	√				√
Ibrance		√	√	√	√
Kanuma	√	√	√		
Kengreal					√
Kybella					√
Lenvima			√		√
Lonsurf	√				√
Natpara					√
Ninlaro			√		√
Nucala					√
Odomzo					√
Orkambi	√	√	√		√
Portrazza	√				√
Praluent					√
Praxbind		√	√	√	√
Repatha					√
Rexulti					√
Savaysa					√

续表

	快速路径	突破性治疗	优先审评	加速许可	按时完成
Strensiq	√	√	√		√
Tagrisso	√	√	√	√	√
Tresiba					√
Unituxin			√		√
Uptravi					√
Veltassa					√
Viberzi	√		√		√
Vraylar					√
Xuriden		√	√		√
Yondelis			√		√
Zurampic					

由表4-3可见，多种药品的审评过程中，适用了多种加速审批程序。其中最为突出的2种药品，Darzalex（用于至少已接受三种在先治疗的多发性骨髓瘤患者）和Tagrisso（用于治疗非小细胞肺癌），适用了全部四类加速程序，另有6种药品适用了三类加速程序（分别为快速路径+突破性治疗+优先审评，突破性治疗+优先审评+加速许可）。

虽然突破性治疗、快速路径、加速许可并不必然与优先审评叠加适用，或者说这种叠加适用通常要求临床数据的支持，但在审评实践中，这种叠加适用是相当常见的。在2015年，10种获得突破性治疗认定的药品全部适用了优先审评；14种获得快速路径认定的药品有11种适用了优先审评；6种获得加速许可的药品也全部适用了优先审评。

从另一个角度看，获得突破性治疗认定的10种药品中，有2种同时适用了四类加速程序，有6种同时适用了三类加速程序，另外2种适用了两类加速程序。而在6种获得加速许可的药品中，有5种是已获得突破性治疗认定的药品。这或许是因为突破性治疗认定药品在研发早期就获得FDA的全面指导，使之更可能满足加速程序的各项要求。

二、四类加速程序叠加适用的情形：以Darzalex为例

2015年11月16日，美国FDA授予Darzalex（daratumumab）加速许可，用于治疗既往至少接受过三种药物治疗的多发性骨髓瘤患者。Darzalex是首款获批用于治疗多发

性骨髓瘤的单克隆抗体。它的作用在于帮助免疫系统中的特定细胞攻击癌细胞。

多发性骨髓瘤是血癌的一种，发生在骨髓的浆细胞中。癌细胞复制产生异常蛋白，并将其他健康血细胞从骨髓中排挤出去。该疾病可能导致免疫系统减弱，并导致其他骨骼或肾脏病变。2015年约有26,850个多发性骨髓瘤新病例，并有11240人死亡。该疾病是严重疾病。

在研发期间，初步临床证据表明，如果Darzalex获批，那么它相对现有治疗药物而言，会有实质性的改善，因此，FDA基于初步临床证据认定该药品为突破性治疗药品。因该药证实有可能满足尚未满足的医疗需要，即为对现有治疗耐药的多发性骨髓瘤患者提供了另一种治疗选择，FDA对该药品准予快速路径认定。

在两项开放标记研究中，证明了Darzalex的安全性与有效性。在一项研究中有106名受试者使用了Darzalex，其中有29%的患者经历了肿瘤完全或部分缩小，这种缩小平均持续了7.4个月。在第二项研究中有42名受试者接受Darzalex治疗，其中有36%的患者经历了肿瘤完全或部分缩小。可以预期，肿瘤缩小将延迟症状进展并改善存活率，因此，作为替代终点，肿瘤缩小很可能合理预示着该药品的临床利益。

在提交上市许可申请时，鉴于临床数据表明，该药品用于治疗严重疾病，且证实有可能实现安全性或有效性的重大改善，FDA决定对该药品适用优先审评程序。

前述的临床试验证明，对于多发性骨髓瘤患者，Darzalex与可用治疗相比提供了有意义的优势，在替代终点的疗效很可能合理预示其临床收益，为此，FDA授予该药品加速许可。但在上市后，尚需进行确证性试验，来验证和描述对不可逆转的发病或死亡的预期影响，或对其他临床收益加以验证和描述。

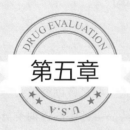

第五章　美国药品审评的机制设计

第一节　专家咨询

—————— ★★★ ——————

在美国药品审评中，专家咨询机制发挥作用的形式主要是咨询委员会。咨询委员会可以分为政策性咨询委员会和技术类咨询委员会。药品审评中的咨询委员会主要是技术类咨询委员会。

在药品审评中，咨询委员会向FDA提供意见或建议主要通过两种方式：第一，咨询委员会成员之间的讨论和意见交换，以及在咨询委员会会议讨论期间，成员个人提出的建议和提议；第二，咨询委员会在委员会会议期间就事先提出的某个问题或一系列问题投票表决。当FDA做出最终决定时，它将认真考虑咨询委员会的建议，包括咨询委员会的审议和表决。

一、咨询委员会的组成

（一）成员招募

1. 成员的资格

咨询委员会包括有表决权的成员（voting members）和无表决权的成员（non-voting members），对他们的资格要求有所不同。有表决权的成员（科学成员）应当具有与委员会关注的目标事务相关的专长，有不同的专业教育、培训和经验，以便委员会充分反映科学专长的平衡组合，以解决所面临的问题；无表决权的成员（患者、消费者、行业代表）应当由利益相关的组织提名遴选，不要求对委员会关注的目标事务有技术专长。

被提名为咨询委员会科学成员的人，应是在各专业科学领域（例如临床医学、药理学、生物、生物统计学等）技术上适格的专家，对科学研究及解释复杂数据具有丰富经验，能够通过详细分析科学数据，来判断对公众健康的影响。

被提名为消费者代表的人，应有能力分析科学数据、理解研究设计、讨论收益和风险，并能评价在审产品的安全性和有效性。被提名为患者代表的人，也应具备对将要讨论的特定疾病相关的知识或切身体验。

2. 邀请提名

局长将在联邦登记上公布通知，邀请个人和组织为现有的常设咨询委员会提名有表决权的成员。一个人或组织可以提名一个或多个适格的人。提名应提交候选人的简历、推荐信、候选人提名确认函以及个人利益冲突情况（例如投资股票、工作、研究资助和合同等），供FDA审核遴选。

当局长决定选任一名代表消费者利益的无表决权成员时，他将在联邦登记上公布通知，邀请适格的消费者组织为特定的咨询委员会提名。提名将被书面提交到消费者事务办公室。咨询委员会的执行秘书或其他指定雇员，将审查被提名人的目录，选择三至五名适格的被提名人，再由消费者组织进行投票。得票最高的将被选任为代表消费者利益的无表决权的代表。

当局长决定选任一名代表企业利益的无表决权成员时，他将在联邦登记上公布通知，在30日内，任何对此感兴趣的企业组织，均可提交函件表明它们的兴趣。在30日后，提交函件的组织将收到回函，要求这些组织在收件后60日内，相互咨询选任一名无表决权成员，以代表企业利益。如果它们不能决定人选，则由局长选任。

3. 成员的指定和任期

由卫生部部长或获得授权的副部长或FDA局长，从被提名的人选和其他来源的人选中，指定咨询委员会的成员和主席。被指定为成员的人将在委员会存续期间服务，服务直至任期届满、辞职或被剥夺资格。

须有充分理由，才能剥夺咨询委员会成员的资格。充分理由包括经常缺席咨询委员会会议，被证明存在偏见从而影响了提出客观建议的能力，未能遵守规定的程序，违反了其他可适用的规则和规章。

（二）主席的权力

咨询委员会主席（Chairman of an advisory committee）担任咨询委员会会议的主持人，有权推进听证和会议，在他认为符合公共利益时，可以推迟听证或会议，中断对目标事务的讨论，就会议的公开部分得出结论，或者做出其他行为，以推进会议得以公正、快速地进行。

（三）无表决权成员的权利和职责

无表决权成员的职责是在所有审议中，代表利益相关者（消费者和企业）的利益。他们审查委员会的所有官方记录，以确保它们的完整性和准确性。作为委员会和所代表的利益相关者之间的联络人，他们主动联系所代表的利益相关者，寻求与咨询委员会进展相关的信息和观点，并向委员会传达这些信息和观点，并传递来自委员会的信息要求。

无表决权成员仅能对程序性事务进行表决；在听证期间不得做陈述，但可以向陈述者提问；除非被任命为特别政府雇员，在代表企业利益时，无权获得构成商业秘密或保密的业务或财务的数据和信息；不得从事不适当的宣传或尝试对其他成员施加不当的影响。

（四）有表决权成员的权利和职责

无表决权成员的权利受到一定限制，相比之下，有表决权成员的权利更为完整。他们全程参加会议的公开部分和不公开部分，参加讨论和审议，在听证期间有陈述的权利，有权了解构成商业秘密或保密的业务或财务的数据和信息，并最终参加表决。

二、咨询委员会会议

（一）会议的启动

1. 启动的原因

在药品审评时，可能基于下列一个或多个原因启动咨询委员会会议，但不限于这些原因。可能的原因包括：①申请涉及新分子实体；②临床研究设计使用了新的临床终点或替代终点；③药品或生物制品存在安全性和/或有效性的重要问题；④在疾病诊断、痊愈、缓解、治疗或预防中，就该药品或生物制品的作用而言，申请引发了公共卫生问题；⑤采用了新的给药系统或剂型；⑥从安全性或有效性看来，研究用药品与现有药品相比具有潜在的治疗优势。

2. 启动的主体

在药品审评中，FDA的局长、咨询委员会与利益相关者均可以启动或申请启动咨询委员会会议。FDA局长可以在裁量后决定，启动咨询委员会会议，由适当的咨询委员会对某些事务进行审查。咨询委员会可以向局长申请，要求举行咨询委员会会议。利益相关者也可以提出申请，要求将关于特定药品的某项事务提交给适当的咨询委员会听证、审查、并提出建议，但在申请中必须证实这项事务的重要意义，以及应提交给咨询委员会的原因。对于咨询委员会的申请和利益相关者的申请，局长可以准许或拒绝启动咨询委员会会议。

（二）会议的准备

1. 准备

在咨询委员会会议前6~8周，将发生下列活动：①咨询委员会和咨询专家管理科的指定联邦官员（designated federal officer，DFO）安排会议的后勤事务，公布会议的联邦登记通知，向申请人发送会议背景包，获得特别政府雇员（Special Government Employee，SGE）委员会成员、咨询专家和特邀发言人的忠诚调查结果。②审评团队确认委员会（特别政府雇员委员会的成员或咨询专家）需要的额外专长。审评员、团队主管和审评部门主任（division directors）共同为委员会寻找适当的咨询专家，把专家的名单提供给指定联邦官员。③审评团队集中背景包，并进行会议陈述演习。

2. 通知

在《联邦登记》上公布会议通知，其内容包括：咨询委员会的名称；会议的日期、时间、地点；咨询委员会的职能；议程条目清单，并标明每个条目是在公开部分还是在不公开部分讨论；在不公开部分讨论的主题性质，以及不公开的理由；为口头陈述和其他公众参与预留的时间；执行秘书和提供行政支持的其他指定雇员的姓名、地址和电话；书面提交的截止日期等。

3. 确定不公开部分

任何会议不得全部不公开，仅在局长确定部分不公开是准许且必要时，才能部分不公开。如果执行秘书或其他指定雇员准备不公开部分会议的申请，应说明不公开部分讨论的事务，以及不公开的原因。基于申请和首席法律顾问的赞同，局长将决定是否不公开部分会议，且局长的决定应将不公开部分限制在最短时间之内。

会议不公开的部分通常涉及商业秘密和保密的业务或财务信息；或者审查的事务一旦披露，将对个人隐私造成明显的侵犯；或者审评涉及FDA内部文件，且不成熟的披露可能对拟做出的决定产生重大障碍等。适合于在公开部分讨论的事务，如其与在不公开部分讨论的事务有错综复杂的勾连，以至于无法分离或无法在公开部分讨论时，也将在不公开部分讨论。

如果会议涉及审评、讨论和评估某类药品的临床前和临床试验方案和程序；审评此前已经公开的特定研究用药物或已上市药品的信息；考虑已上市药品的标签要求；陈述其他并非可免于公开披露的信息，那么，会议可能就不得不公开。

4. 利益相关者申请陈述

如果利益相关者希望在会议上有机会做口头陈述，应在截止日期前向会议通知中公布的联系人提出口头或书面申请。FDA建议采用邮件、电话、传真或电子邮件的形式提交申请。

利益相关者要求在会议上陈述的申请应包括：①申请人的姓名或组织的名称，以及负责陈述的发言人的姓名，描述组织代表的支持者，简要阐述组织的使命；②联系方式，包括通信地址、电子邮件地址、电话和传真号码；③对陈述整体性质的描述，可以附有提纲，并附有拟在会上讨论的书面信息；④陈述所需的时间。

5. 确定陈述的时间安排

FDA会尽力安排申请陈述者的陈述。但是，如果申请人希望解决的问题与咨询委员会的工作无关，申请可能被拒绝。FDA将在书面提交申请截止日期之前至少1周，就陈述事宜与申请陈述者联系。

在会前，执行秘书或其他指定雇员应决定分配给每个人口头陈述的时间，以及陈述开始的时间，并告知每个人。通常安排每个陈述人约5～10分钟的发言时间，在发言人数过多时，将视情况压缩每人的陈述时间，或延长公开听证时间。可要求合并类似内容发言，以尽可能多地听取不同观点，也允许个人和团体联合发言。若申请在会议上陈述的人超过了在公开听证部分可以合理安排的人数，将以抽签方式决定陈述人。

（三）会议的举行

1. 会议的组成部分

咨询委员会会议含有下述部分。①公开听证。在此期间，利益相关者可以书面提交或口头陈述相关信息或观点。②公开讨论。在可行的最大限度内，会议公开讨论未决事务。这部分公开讨论应原则上准许公众参与。③提交不公开的数据。向委员会提交的信息如果是不得公开披露的，应当在会议的不公开部分提交。④不公开的委员会审议。仅在局长决定时，才有可能进行不公开的会议的审议。

2. 公开听证部分

除非公众参与没有持续那么长时间，会议的公开听证部分至少应持续1小时。对于1天以上的会议或多主题的会议，公开听证可能被分为多个部分。如果某个特定主题引发强烈的关注，委员会主席可以延长公开听证部分的时间。

在这部分，除安排FDA审评官员和申请人发言陈述意见外，还将根据申请安排公众和有意参加会议者进行个人陈述。咨询委员会主席在公开听证会开始时，可宣布鼓励咨询委员会成员向陈述人提问，这有利于陈述人提供有助于咨询委员会审议的信息。咨询委员会主席和成员可以向陈述者提问。经委员会成员的准许，参与者可以向陈述者提问，但仅限于委员会讨论的事务。

3. 不公开环节

在会议的不公开环节，如果陈述或讨论的信息涉及商业秘密和保密的业务或财务信息，那么，可以参加的只有：有表决权的成员，代表消费者利益的无表决权成员，咨询委员会的执行秘书、记录员、咨询专家、咨询委员会邀请的其他常任雇员（包括首席法律顾问办公室的成员）、信息的陈述者。陈述者可能随行的人员包括合理数量的雇员、咨询专家或出于业务安排的其他人。代表企业的无表决权成员不得参加。

在会议的不公开部分，如果审查的是FDA内部文件，且不成熟的披露可能对拟做出的决定产生重大障碍，或者披露可能导致对个人隐私造成明显侵犯，那么，可以参与的只有：咨询委员会成员（包括有表决权的和无表决权的），咨询委员会的执行秘书、记录员，咨询委员会邀请的其他常任雇员（包括首席法律顾问办公室的成员）。包括咨询专家、履行私人服务契约的个人、其他联邦机构雇员和一般公众在内的其他人，均不得参与。

4. 表决程序

部分咨询委员会会议包括表决程序。这些会议的议题通常涉及与产品的可许可性相关的问题，或者其他复杂的科学问题，例如在产品上市前预测其风险/收益，这涉及多学科的问题。表决是与FDA沟通的有效方式，因为这就未决的问题提供了反馈。FDA认为，伴随表决的讨论同样重要，它们和表决结果一样，有助于FDA对科学和监管事务的审议。

咨询委员会会议的表决程序如下。

（1）咨询委员会会议的主席和指定联邦官员鼓励成员们就即将表决的事务展开讨论。鼓励无表决权成员参与讨论，并充分听取所有成员的意见，以便在表决之前，听取和考虑可能影响表决人结论的任何评论、意见或问题。在表决后，主席还应为咨询委员会成员提供机会，让他们得以进一步解释与表决相关的重要理由。

（2）在陈述拟表决的问题时，应尽量少使用修饰语，不得带有导向性，避免双重否定和多重否定的表述。表决开始前，会议主席、指定的联邦官员或其他FDA高级官员应征集问题，并回答关于这些问题的疑问。这旨在减少可能的困惑，对拟表决问题形成尽可能一致的集体理解，让表决结果的意义趋于最大化。

（3）投票可采取举手表决，出示写有"是""否"或"弃权"的卡片，或无记名投票等方式。在会议开始时，具体采用的方法由主席或指定联邦官员公布。一旦完成投票后，应当众宣布投票人姓名、投票结果，或者在表决结束后，立即作为公开记录的一部分。FDA目前基本都使用了电子投票器进行投票。

（4）在表决进行中，不得再就被表决的问题进一步讨论或澄清。一旦就特定问题的表决开始，在表决完成前，通常不得中止表决。表决完成后，咨询委员会成员可以解释其表决理由。在表决之后，且重述的问题可能被再次表决时，根据指定联邦官员或主席的裁量，可能对被表决的问题进行额外的澄清。

（5）在会议召开前，FDA应向咨询委员会成员提供完整的简报资料，并尽可能包括拟表决的问题，以确保咨询委员会成员在会前有机会充分研读会议背景资料，提高会议效率，并确保表决结果的意义和用处。

（四）会议记录

1. 会议备忘录

在会议后，指定联邦官员在48小时内制作一份提醒备忘录，咨询委员会和咨询专家管理部门制作会议备忘录。这两份文件都将被分发，备忘录和副本都将公布在咨询委员会的网页上。

2. 会议记录

执行秘书或其他指定雇员为所有咨询委员会会议准备详细的会议记录。会议记录应包括：会议的时间和地点；出席的委员会成员和FDA雇员，公众参与者的姓名、单位或利益；委员会在会议中考虑的书面信息的副本或出处；完整准确地描述所讨论的事务和得出的结论；委员会收到、发放或认可的所有报告的副本或出处；会议向公众公开的程度；公众参与的程度，包括口头陈述或书面陈述的公众成员的名单。

会议公开部分的记录，在获得委员会认可并由主席核证后，将公开披露。会议不公开部分的记录，涉及未被要求保密的事务，获得委员会认可并由主席核证后，将公开披露；涉及要求保密的事务，在局长采纳与会议记录相关的委员会的建议或报告后，或局长决定这些会议记录可以公开披露，而不至于对FDA或咨询委员会的运行造成不当干预后，将公开披露。

（五）后续活动

在咨询委员会会议后两周内，举行咨询委员会内部会议，听取审评团队的报告，讨论咨询委员会的建议，在需要时或进行更多的分析。在某些情况下，与申请人进行后续的讨论，就咨询委员会在会议上提供的建议，分享FDA的观点。

在做出最终监管决定后，审评部门将通知咨询委员会成员，就咨询委员会会议上讨论的问题形成了怎样的相关决定，告知FDA如何采用了咨询委员会的建议。这一通知将在做出最终决定后30日内，由特定联邦官员以函件发出。

三、咨询委员会的作用

（一）提供多方意见交换的场所

咨询委员会的作用之一在于提供了一个多方意见交换的场所。通过消费者代表、患者代表和行业代表作为咨询委员会成员，通过准许更广泛的利益相关者参与咨询委员会会议，在FDA决策中实现了更宽泛的利害关系人参与，有助于形成更理性的风险/收益决定，通过使最受影响者参与，使得FDA的程序和决定合法化。

1. 咨询委员会成员的广泛代表性

根据FDA局长决定，可能为咨询委员会招募消费者代表、患者代表或行业代表作为成员。患者代表可以解决患者的具体需要和偏好问题，消费者代表提供了更宽泛的对于消费者权利和需求的了解，行业代表为受影响的产业提出需要考虑的共性问题和其他可能的问题。他们审查委员会的所有官方记录，以确保它们的完整性和准确性。作为联络人，他们传达咨询委员会的信息要求，搜集来自所代表的利益相关者的信息和观点，提交给咨询委员会。

2. 咨询委员会会议的公众参与

在咨询委员会会议中，除安排FDA审评人员和申请人发言陈述意见外，还依申请安排公众和有意参加会议者进行个人陈述。不仅咨询委员会成员（包括消费者代表、患者代表和行业代表）可以向陈述者提问，经委员会成员的准许，其他参与者也可以就会议讨论的问题向陈述者提问。明确阐述拟表决的问题，并在表决前，回答关于这些问题的疑问，以确保表决基于对拟表决问题的一致的集体理解。

（二）提供独立的科学意见

FDA使用咨询委员会，要求该委员会就某项具体事务提供建议或意见，以获得对该事务的独立审评和见解，而非只是寻求利害关系人或者对该事务有特定利益的人的评论。换言之，咨询委员会制度的另一个作用在于作为独立的专长和意见的来源，而非特定利益的代表或推崇者。咨询委员会提出的建议具有独立性和科学性。

1. 独立性

有表决权成员作为个人发表意见，而非提名他们的组织或他们所隶属的组织的代表；无表决权成员不代表任何特定组织或团体的利益，而是代表他被选择代表的那一类所有利害关系人。由此可见，咨询委员会的成员所发表的意见，均独立于提名他们的组织或者他们所隶属的组织。

咨询委员会的成员有权独立发表意见。虽然咨询委员会处理的事务，将由出席会议的有表决权成员的多数表决决定，但是任何一位有表决权的成员可以提交一份单独报告，包括额外的或少数的观点。

2. 科学性

首先，从咨询委员会的成员资格上来看，他们有能力就药品审评中的重大问题提出科学意见。咨询委员会中的科学成员是各专业科学领域的专家，对科学研究及解释复杂数据具有丰富经验，能够通过详细分析科学数据，来判断对公众健康的影响；消费者代表具有分析数据、评价在审产品的安全性和有效性的能力；患者代表具有与所讨论的特定疾病相关的知识或切身体验；行业代表来自在审产品相关的行业。

其次，咨询委员会做出判断的基础信息较为全面，这也使得它们得出较为科学的结论。FDA局长将向咨询委员会提供他认为相关的全部信息。如果咨询委员会的成员认为，某些材料适合于就该事务做出独立判断，那么，根据该成员的要求，FDA也应为其提供任何可用的材料。根据咨询委员会会议通知，利害关系人还可以向咨询委员会提交与委员会审查的某项事务相关的书面信息和观点。

（三）提高审评程序的公开性和透明度

咨询委员会成员的提名和遴选程序是公开的，咨询委员会会议是公开的，会议资料也是公开的。通过公开咨询委员会的会议信息，可以制约药品审评机构，防止它们不尊重科学意见；也可以使审评专家接受同行监督，防止他们给出有违科学良知的建议；还有助于公众获知更多的药品审评信息，克服消费者和产业界的信息不对称，有助于提高药品审评程序的公开性和透明度。

1. 提名和遴选程序公开

咨询委员会成员的提名和遴选程序是公开的。由FDA局长在联邦登记上公布招募成员的通知，邀请个人和组织为现有的常设咨询委员会提名有表决权的成员，邀请适格的消费者组织和企业组织，提名消费者代表和企业代表。有表决权的成员由FDA局长从被提名的人选中指定，消费者代表经消费者组织投票产生，企业代表经企业组织协商产生。

2. 会议公开

咨询委员会会议以公开为原则，不公开为例外。任何会议不得全部不公开，仅在局长确定部分不公开是准许且必要时，才能部分不公开，且应将不公开部分限制在最短时间之内。不公开的部分通常涉及商业秘密、保密的业务或财务信息、个人隐私等。但是，如果会议涉及审评、讨论和评估某类药品的一般临床前和临床试验方案和程序，或审评此前已经公开的特定的研究用药品或已上市药品的信息，那么，会议可能就不得不公开。

3. 会议资料公开

咨询委员会会议讨论的背景材料，会议中考虑的所有书面信息，所讨论的事务和得出的结论，委员会收到、发放或认可的所有报告，作为会议结论的正式建议或报告；出席会议的咨询委员会成员和其他人员名单，在会议中作陈述的公众成员的名单，这些信息都是公开的。

文档管理室保留每个委员会的卷宗，包括委员会会议的会议记录、委员会正式的建议或报告，以便公众获得。仅FDA或陈述者向委员会提供的明确禁止披露的材料，不接受公众查询或复制。

第二节　沟通交流

一、沟通交流概述

（一）沟通交流的形式

在审评阶段，FDA与申请人的沟通有多种方式，其中包括如下几种方式。

1. 信息要求

在整个审评过程中，审评团队经常以即时方式（包括电话、电子邮件或传真等）与申请人沟通信息要求（information requests）。审评员可以直接与申请人沟通学科特定的信息要求，例如遗漏的表格、小问题的澄清等。与申请人通电话的所有实质性内容由监管项目经理记载并归档。一般而言，监管项目经理对同申请人的任何沟通加以管理和记载，并负责与跨学科团队主管协调。申请人、适当的学科团队主管和跨学科团队主管可以向审评员索取信息要求的副本（例如电子邮件要求或电话会议摘要的副本）。

2. 函

FDA通常采用函件（letter）回应申请人的认定申请，传达立卷决定，告知审评进展，传达对上市申请做出的监管决定。

3. 正式会议

在审评过程中，申办者或申请人可以申请与FDA员工举行正式会议。是否批准，由审评科室视申请的时机和适当性决定。会议的形式包括一般会议、电话会议和视频会议。

4. 审评状态更新

通常由监管项目经理通过电话或电子邮件的方式，而非会议方式来处理审评状态的更新（status updates）。状态更新的具体内容视具体的时间节点而有所不同。

例如，对于PDUFA Ⅴ项目申请，通常在中期会议后2周内，由监管项目经理或审评团队的其他适当成员（例如跨学科团队主管）给申请人打电话，提供审评状态的更新。这一更新应包括：①审评团队至此已识别的任何重要问题；②任何新信息要求；③关于主要安全问题的信息；④审评团队关于风险管理的初步考虑；⑤后期会议的拟定日期；⑥更新有关咨询委员会会议的计划（如果咨询委员会会议是可预见的）；⑦在审评周期剩余部分其他计划的节点日期。

（二）沟通交流的作用

1. 提高审评活动的效率

通过沟通交流，可以使申请人对FDA的监管要求有更为完整的理解。例如，在新药申请提交前会议中，FDA和申请人将就拟定适应证的完整申请的内容达成一致意见，审评员将描述在新药申请中应当如何表达数据，支持标签的疗效宣称应当提交哪些数据等。这既有助于申请人提交完整申请，又为申请的审评提供了便利，从而让审评程序的效率趋于最大化，减少了多轮审评的需要。

通过沟通交流，可以使申请人及时纠正存在的问题。例如，在立卷审评期间，审评员将确认实质性缺陷或问题，包括标签问题、风险评估和减低策略问题，它们可能对审评机构完成审评的能力有重大影响。在立卷沟通函中向申请人传达这些立卷审评问题将有助于申请人在将上市申请提交审评前解决这些问题，增加第一轮许可通过的可能性。

通过沟通交流，可以减少不必要的会议。例如，在正式会议的会前沟通中，如果申办者或申请人确定，对问题的会前回应已满足它们的需要，不需要进一步讨论，应联系监管项目经理，要求取消会议。如果审评部门同意取消会议，该部门将记载取消会的理由，而且会前沟通将代表最终回应和官方记录。取消不必要的会议，有助于缩短审评时间，提高审评效率。

2. 增加审评活动的透明度

监管项目经理与申请人及时沟通审评活动的进展，可以增加审评活动的透明度。例如，对于新药申请，在中期会议后2周内，监管项目经理将给申请人打电话，提供审评状态的更新，包括审评团队至此已识别的重要问题和缺陷，后期会议的拟定日期，在审评周期剩余部分其他计划的节点日期等。这将有助于申请人了解审评进展，回应和矫正审评人员确认的潜在问题，并为参加后期会议和计划后续的步骤做好准备。

　　FDA员工与申请人举行沟通会议，在会议上决定后续的工作安排，将有助于增加审评活动的透明度。例如，在计划会议上，FDA将决定是否需要额外学科审评，建立标签审评计划，决定是否需要咨询委员会，决定生物研究监控检查的地点，决定要检查的生产设施，决定审评的时间表。标签审评、咨询委员会会议、生物研究监控检查、生产设施检查等活动，都需要申请人的参与和配合。举行沟通会议，可以确保申请人知悉后续的审评工作安排，增加审评活动的透明度。

　　3. 提高监管决定的可接受性

　　审评团队与申请人随时沟通通常是最为有效和及时的互动机制，这种沟通将促进多角度的理解，提高监管决定的可接受性。审评员可以直接与申请人沟通学科特定的信息要求。申请人可以向审评员索取信息要求的副本（例如电子邮件要求或电话会议摘要的副本）。对于沟通交流内容有据可查的文件记载，也有助于提高监管决定的可接受性。

　　在FDA与申请人举行的会议中，申请人聚焦于描述它的首要关注领域，FDA员工将与申请人进行充分讨论。例如，在汇总会议中，主题通常包括：主要审评员和咨询专家对突出问题的陈述；讨论拟做出的监管决定；讨论主要的标签问题、上市后要求/上市后承诺问题、风险评估和减低策略问题等。在会议的最后，还将要求申办者或申请人对其主要观点加以陈述，概括重要讨论观点、一致意见、说明和行动项目，以确保对会议结果和行动的相互理解；而FDA员工可以增加或进一步澄清摘要中并未涵盖的重要观点，这些条目将被增加到会议备忘录中。这样的沟通会议将有助于提高监管决定的可接受性。

二、函

　　审评机构可以使用函件来传达是否立卷的决定，告知申请人审评进展，传达是否许可的监管决定，回应加速程序的认定申请。

（一）传达立卷决定的函

　　在立卷会议后，监管项目经理将发出函件，传达立卷会议的决定。如果会议决定立卷，监管项目经理将在受理之后的第60日，为适用优先审评的申请发出立卷通知函（Filing Notification letter）；他还将为这些申请准备一份立卷沟通函（Filing Communication）（第74日函），描述缺陷、立卷审评问题和最终审评分类认定。对于适用标准审评的申请，监管项目经理将仅在第74日发出立卷沟通函，通知申请人将适用标准审评，以及是否存在已确定的立卷问题。

（二）告知审评进展的函

在初级审评和次级审评完成后，举行后期会议前，监管项目经理将向申请人发出学科审评函（Discipline Review letter），告知申请人所有学科的审评意见。在学科审评函中，将初步通知申请人学科已确认的问题和缺陷。如果某些缺陷会妨碍对标签和上市后要求/上市后承诺的讨论，也应在学科审评函中告知申请人。

（三）传达监管决定的函

在签署机构做出是否批准上市申请的决定后，将发出函件，传达监管决定。如果签署机构决定许可该申请，将发出许可函（Approval letter）。如果签署机构决定对上市申请不予许可，将发出完整回应函（Complete Response letter）。在完整回应函中，将包括审评团队发现的所有缺陷和矫正缺陷的建议，包括对风险评估和减低策略的要求，或指出该策略的缺陷。这些函件均由监管项目经理起草，并在审评团队中传阅，以便编辑修改。

（四）回应认定申请的函

FDA使用函来回应快速路径、突破性治疗认定等加速程序的认定申请。以突破性治疗认定为例，如果FDA确定，突破性治疗研发项目符合认定标准，它将向申办者发出认定函（Designation letter）：①明确对该药品用于治疗严重疾病的研发，给予突破性治疗认定；②解释FDA将与申办者合作，为后续研发提供指南；③警示申办者该药品研发项目需要持续符合突破性治疗认定的标准。

如果FDA确定，突破性治疗认定申请不完整，它将向申办者发出拒绝认定函（Nondesignation letter）：①明确不准予突破性治疗认定；②说明决定的理由；③可能包括对申办者后续研究的建议。

三、会议

（一）会议的类型

1. A类会议
A类会议，是针对本来可能中止的产品研发项目，进行所需的会议。
A类会议的示例包括以下几种。

（1）争端解决会议（dispute resolution meeting）。

（2）讨论临床中止（clinical holds）的会议，已经提交对中止问题的回应，但FDA和申办者或申请人同意，研发被中止，应当讨论并提出新路径。

（3）在特别方案评估（special protocol assessment）程序下，申办者或申请人在收到FDA对临床试验方案的评估后，申请举行特别方案评估会议。

2. B 类会议

B类会议如研究用新药申请前会议、某些一期临床末期会议、二期临床末期和三期临床前会议，以及新药申请前会议。通常在研发项目的重要节点，举行这些会议。

为促进正式会议的有效管理，申请人应尝试预见未来的需求，在可行的范围内，通过召开尽量少的会议，来探讨产品研发问题。通常，就每项可能的研究用新药申请、新药申请、生物制品申请，或者同一申办者或申请人研发的密切相关的产品组合（例如相同活性成分，但同时研发了不同剂型），FDA将最多批准举行一次B类会议。如果产品同时研发其他不相关的疗效，那么有可能举行一次以上的B类会议。

3. C 类会议

C类会议是在CDER与申办者或申请人之间举行的，是与药品研发和审评相关的A类、B类之外的会议。

（二）申请举行会议

1. 会议申请的要素

会议申请应包括充分的信息，以便FDA评估举行会议的可能性，并确认员工有必要讨论的拟定议程项目。会议申请应包括下列信息。

（1）产品名称。

（2）可能时，附有申请号。

（3）化学名称和结构。

（4）拟订的适应证或产品研发的背景。

（5）申请会议的类别（即A、B或C）。如果申请A类会议，应包括理由。

（6）会议的目的和主题简要陈述。陈述应包括构成议程基础的问题的简要背景。它还应包括申办者或申请人准备在会议上讨论的，已完成的或计划的研究和临床试验或数据的简短摘要，拟讨论重要问题的整体性质，以及会议在整个研发计划中的适当地位。

（7）拟定的议程。

（8）拟定的问题清单，根据学科分组。每个问题应有对问题的背景和目标的简要解释。

（9）作为申办者或申请人的组织或顾问，有哪些人要参加会议，列出参会人的清单，包括相应的职位和联系方式。

（10）如果已知，参加会议的FDA员工或学科部门的清单。

（11）拟议的会议日期和时间（例如上午或下午）。

（12）会议的形式，是面对面会议、电话会议还是视频会议。

2. 提交会议申请后召开会议的时间

在受理申请后，在30日内召开A类会议，60日内召开B类会议，75日内召开C类会议。审评部门将与申办者或申请人一起讨论，决定最早可以在何时召开会议（表5-1）。

表5-1　会议申请处理时间框架

会议的类型	回复申请的时间	会议时间	提交文件包的时间
A类会议	14日内	30日内	会前至少2周
B类会议	21日内	60日内	会前至少4周
C类会议	21日内	75日内	会前至少4周

（三）对申请的评估

CDER下属部门负责人或指定的人在收到会议申请后，将决定是否举行会议，并回复申办者或申请人。

1. 批准

如果批准会议申请，CDER将通知申办者或申请人这一决定，并安排会议，确定会议的类别、日期、时间、时长、地点和预期的FDA参加者。在发出批准通知后，在法律规定的时限内，尽快将所有这些安排信息告知申办者或申请人。

2. 拒绝

如果拒绝会议申请，对申办者或申请人的通知将包括给出拒绝的理由。拒绝应基于实质性理由，例如，可能因为产品研发阶段尚不成熟，而拒绝召开会议。但不能仅因为会议申请或会议文件包条目中缺少微小的要素，就拒绝会议申请。在申请被拒绝后，后续提交的会议申请将被视为新的申请，重新对后续申请计算时限。

（四）重新安排和取消会议

当出现某些情形时，有必要重新安排或取消会议。如果需要重新安排，应在原定日期后尽快重新安排。这无需提交新的会议申请，也无需为重新安排的会议设定新的时间框架。然而，如果会议被取消，后续在提出召开咨询会议的申请时，将被视为新的申请。

除非不再有必要举行会议，申办者或申请人和FDA应当一起采取合理步骤，尽量避免重新安排会议或取消会议。例如，如果出席人无法出席，可以确定替代参会人。是否重新安排会议或取消会议，则由审评部门根据具体情形裁量。

1. 重新安排

下列情形是重新安排会议的示例。

（1）申办者或申请人在提交会议包时有短暂的迟延。申办者或申请人应联系CDER的监管项目经理，解释为什么未能在时间框架内提交，以及将提交会议包的时间。

（2）审评团队认定，会议包是不充分的，或者需要附加信息来处理申办者或申请人的问题，或者其他要讨论的重要问题，但可以确认，有可能整理所需的这些其他信息，并加以提交。

（3）尽管在规定的时限内提交了会议包，且会议包的内容是适当的，但由于会议包数量过大，没有足够的时间审查这些材料。

（4）由于突发事件，必须参加的出席人无法在安排的日期和时间出席。

（5）在提交会议包之后，申办者或申请人向CDER又发送了新的问题或数据，想在会上加以讨论，这需要额外的审查时间。

2. 取消

会议被取消的情形如下。

（1）申办者或申请人确定，对问题的会前回应已满足他们的需要，不需要再开会讨论。在这种情况下，申办者或申请人应联系CDER的监管项目经理，要求取消会议。审评部门将考虑是否同意取消会议。如果该部门同意取消会议，它将记载取消会议的理由。但有些会议，特别是在关键节点召开的会议，是有价值的，因为他们展开广泛的讨论，审评部门有机会就剂量认定、受试者暴露的范围、特定的安全问题进行讨论。

（2）FDA没有在规定的时间框架内收到会议包，或者会议包存在明显不足。举行会议的前提，要提前提交充分的信息，可以在之前有充分的时间，来对这些信息进行审查，并对会议的讨论进行准备。否则也无法召开相应的会议。

（五）会议文件包的内容与提交

1. 会议包的准备和提交

要想在会议上进行有意义的讨论或信息交换，会前准备至关重要。准备会议文件包可以帮助申办者或申请人聚焦于描述它的核心关切所在。会议包将提供与讨论的主题相关的信息，并使FDA可以为会议做出充分准备。此外，及时提交会议包具有重要意义，确保有足够的时间进行会议准备，调整会议议程，安排适当的会前沟通。

2. 文件包的内容

会议文件包的内容将因产品、适应证、研发阶段和讨论问题的不同而不同。会议包应当提供与产品相关的摘要信息，以及为回应申办者或申请人或审评部门提出问题所需的其他补充信息。这些摘要资料应当描述相关研究和临床试验的结果，伴以某种程度的量化。至关重要的是，会议包的内容应支持会议意向的目标，还应针对困难问题给出相应的证据。

为促进FDA的审评，应根据拟定的议程来架构会议包的内容。会议包应当是标注页码的文件，列出目录，目录包括内容列表、适当的索引、附录、交叉引用，以标签来区分各章节。

会议包通常应包括下列信息。

（1）在可行的情况下，提交产品名称和申请编号。

（2）化学名和结构。

（3）拟指向的适应证。

（4）剂型、给药途径和给药方案（频率和持续时间）。

（5）更新的申办者或申请人一方参会人员的名单、职位和联系方式。

（6）背景部分的内容，包括研发项目的简史和导致召开会议的事件，包括产品研发的状态，如药物的目标适应证。

（7）概括简述会议目标。

（8）拟定的议程。

（9）按照学科分组的最终拟讨论的问题清单，并辅之以简短摘要，说明应该对哪些内容加以解释，或说明相关的语境。

（10）根据学科和问题进行架构，说明有哪些数据能够来支持相应的讨论。

（六）会议的举行

1. 预备会与会前沟通

CDER举行内部会议以讨论会议文件包，并就申办者或申请人的问题的初步回应，形成内部的一致意见。它可能就这些初步回应与申办者或申请人沟通。会前沟通包括初步回应（preliminary responses），可以作为讨论的基础；或者达成最终的会议回应（final meeting responses）。

2. 举行会议的程序

由FDA员工出任沟通会议的主席，首先介绍并阐述议程。因为会议审评和讨论所需的信息是会议包的一部分，通常不需要申办者或申请人在会上陈述。如果申办者或申请人有陈述的计划，应当事先与CDER的联系人讨论，由CDER决定是否批准陈述，并确保CDER能在会前获得陈述的材料。所有陈述应当简洁，以保证有尽可能多的时间进行讨论。

在会议结束前，FDA出席人和申办者或申请人应对讨论中形成的重要观点、一致意见、说明和行动项目加以概括。一般而言，将要求申办者或申请人来概括要点，以确保对会议结果和行动的相互理解。FDA员工可以对其中未能涵盖的重要观点加以澄清或补充，这些内容将被添加到会议备忘录中。可以在会议结束时制作概要，或者在每个问题讨论之后加以概括。

3. 会议的记录

为了记录内容，便于未来参考，应对会议的结果、一致意见、不同意见和行动条目进行记录。FDA备忘录是会议的官方记录。在会议结束30日内，将官方最终备忘录发放给所有FDA的参会者、申办者或申请人，对相关文件应制作相应的副本。

（七）关于备忘录的争端解决

1. 提交不同意见

如果申办者或申请人需要对FDA发放的会议备忘录（minutes）中内容加以澄清，应当联系指定的FDA联系人。如果经过上述程序，申办者或申请人仍然在理解上对官方会议备忘录有重大异议，应就具体的不同意见书面告知FDA负责审评的部门。申办者或申请人应将这封信件提交至申请时FDA方面的联系人，或提交给目前负责此事务的部门主管。

2. 对争议的处理

审评部门应对申办者或申请人的关切予以考量。如果认为备忘录准确反映了会议的讨论，应将这一决定告知申办者或申请人，备忘录将构成正式的官方文件。如果在与申办者或申请人讨论之后，FDA认为有必要对备忘录进行修改，那么则将这些修改内容作为备忘录的附录。附录也将对申办者或申请人的后续异议加以记录。

3. 适用的情形

争端解决程序仅解决围绕会议备忘录展开的问题。如果申办者或申请人需要讨论会议未处理的其他问题，它应当向审评部门提交信件或新的会议申请。这里的争议限于备忘录的准确性和充分性，而非备忘录中FDA的立场是否正确（表5-2）。

表 5-2　备忘录问题的处理

情形	适用的程序
准确性和充分性	联系指定联系人，仍有异议通知审评部门主任
未处理的问题	提交信件或新的会议申请
立场是否正确	申诉程序

（八）小结

简言之，FDA与申办者或申请人举行正式会议的程序是，申办者或申请人向审评部门提交会议申请。在审评部门批准会议申请后，申办者或申请人向审评部门提交会议包，审评部门在审查会议包后举行内部预备会议，达成对申请中涉及问题的初步回应。审评部门与申办者或申请人进行会前沟通，如果双方都认为不需要进一步讨论，将取消会议，并将初步回应作为最终回应。如果仍需举行会议，则将会议备忘录作为会议的官方记录，并在30日内发放给参会者（图5-1）。

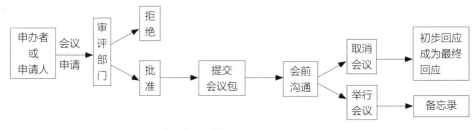

图 5-1　举行正式会议的流程

第三节　审评机构内部争议的解决机制

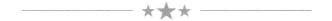

一、内部争议解决机制概述

FDA在药品审评中致力于维护这样的工作环境：即使雇员可能与主流的员工观点不一致，与管理决定或政策立场不同，或者对拟定的或长期存在的实践提出异议，仍鼓励他们说出自己最佳的专业判断。

应在包括利益相关方在内的充分和坦诚的讨论之后，尽可能在组织内部的工作层面，解决科学争议。在一个科学机构中，鼓励表达和讨论不同意见，具有重要意义。原则上，FDA鼓励在组织内部的工作层面，由一线员工和他们的直接监督者或团队主管开始解决科学争议。为此，在审评机构中，设计了多种内部争议解决机制，确保FDA员工的不同意见在学科、部门、办公室、高级办公室、审评中心、局各个层级得到充分表达和考虑，确保所有有效的科学争议得到充分和公开的审查。

（一）争议解决机制的类别

1. 非正式争议解决机制

在审评机构中，非正式争议解决机制包括但不限于下列机制。

（1）构建非正式的同行评议（peer review）和/或圆桌讨论（round table discussions）。方法之一是构建正式的周会，以便非正式地讨论"热点问题"或可能存在争议的问题。

（2）在可能的情况下，从非正式的角度使用CDER监察专员，此机制不涉及对与人事相关的问题。

（3）在审评程序中增加双向沟通方式。例如，CDER可能选择计雇员与其监督者作为审评团队常规举行会议，以讨论正在形成的观点、实质性问题和他们的建议。

2. 正式争议解决机制

正式争议解决机制包括平等发言机制（Equal Voice）、管理链条中的科学/监管争议解决（Scientific / Regulatory Dispute Resolution within a Management Chain）、不同专业意见程序（Differing Professional Opinion）和科学争议解决程序（Scientific Dispute Resolution）。

平等发言机制适用于多学科参与决策过程，以及在办公室层面解决学科之间的争议。如果FDA员工个人不赞同平等发言机制得出的决定，可以援用管理链条中的科学/监管争议解决程序，来进行申诉。如果在经过管理链条中的争端解决程序之后，FDA员工个人仍不赞同决策者的决定，并相信决定可能导致的行动或不作为将产生严重不利于公众健康的结果，他可以启动不同专业意见程序，由特设审查小组审查，并由CDER主任做出决定。对于所在审评中心已经完成的不同专业意见程序的结论仍有不满者，可向FDA提出申诉，由FDA启动科学争议解决审查程序。将由科学争议程序审查委员会来审查所有申诉的科学争议，并由局长对争议的问题做出最终决定（表5-3）。

表5-3　内部争议解决机制比较

争议解决机制	争议审查主体	裁断争议的主体	审查层面
平等发言机制	主导办公室……CDER等多环节	办公室主任……CDER主任等多环节	办公室……CDER等多环节

争议解决机制	争议审查主体	裁断争议的主体	审查层面
管理链条中的科学/监管争议解决程序	直接上级官员……CDER主任等多环节	直接上级官员……CDER主任等多环节	办公室……CDER等多环节
不同专业意见程序	特设审查小组	CDER主任	CDER
局科学争议解决程序	局科学争议程序审查委员会	局长	局

（二）争议解决中各种角色的分工

1. CDER 领导层

CDER领导者负责为CDER设计新的科学争议解决程序，或对现行程序进行修订，形成明确的内部科学争议处理的书面程序，包括形成书面意见的时间轴，以反映公开原则，并尽可能在较低的组织层级即解决科学争议；负责每年与各层级的员工沟通科学争议解决职责；就解决科学争议的正式和非正式程序，对所有员工进行培训。

2. CDER 主任

对于每个争议中的科学问题，CDER主任负责确保组织内部的科学争议解决程序的记录、交流和实施，并符合FDA要求的标准。此处涉及的程序包括但不限于管理链条中的科学/监管争议解决程序和不同专业意见程序。CDER的职责包括维护和提供每一科学争议解决程序的完整行政记录。CDER主任负责通过面谈、信息要求和在必要时向局科学争议委员会陈述，来协调FDA的申诉程序。在申诉中，CDER主任负责与FDA的科学争议委员会、首席科学家和FDA局长一起工作，实施FDA局长要求的纠正行动。

3. CDER 监察专员

CDER监察专员负责回应科学/监管争议解决程序中的问题和关注。CDER监察专员还受理和管理不同专业意见程序，为此提供便利。CDER监察专员负责审查不同专业意见文件包是否符合立卷标准，做出立卷或立卷的决定，并送达相关人员；管理不同专业意见程序并为其提供便利；确保书面决定的分发。

4. FDA 局长

从发起人向问责和廉洁办公室（Office of Accountability and Integrity）提起争议审查申请时起，将在90日内完成科学争议解决申诉程序。FDA局长根据法律或规章规定的时限，或考虑决定的紧迫性，有可能要求加速完成科学争议解决程序。

在科学争议解决程序中，由局长做出最后决定。FDA局长将与CDER主任一起工作，以决定必须采取哪些纠正行为。FDA局长将就此决定并做相应的简短理由说明，与争议各方进行书面沟通。

二、平等发言

平等发言机制适用于多学科参与决策过程和解决学科之间的争议。如果一个学科或内设组织不赞成一项未决的跨学科重要决定，那么将扩大讨论的范围，让来自更高层次的学科和组织成员来对此进行讨论，直至扩大至CDER办公室主任或高级办公室主任层级。如果在这个层面仍不能达成一致，将提升由CDER主任或他指定的人来做出决断。持有不同意见的人，都可以平等地发表自己意见。

（一）平等发言适用的情形和环境

平等发言机制意在适用于未决的重要决定，这些决定的结果对于药品审评与研究中心的一致性、功能、职责或使命，或者公众健康，可能造成实质性影响。

药品审评与研究中心的所有监管决定，都会指定某一个人作为决策者，通常是授权签字人。预期指定的决策者在基于法律、规章、科学、先例和公众健康的考虑，得出他认为最佳的决定之前，将认真考虑所有学科的意见。参与决策程序的每个人也有责任充分代表其学科的观点。要有效地实现这一点，至关重要的是，在管理链条中工作的每个人都要确保，所代表的立场与所在学科和组织要素的科学、监管和管理政策相一致。

当决策者得出结论时，可能没有对每个学科的观点给予同样重要的权重，平等发言机制给了所有学科和组织成员表达关切的机会。在平等发言程序中，学科和办公室的代表在考虑学科的专长和政策后，应当向所有参与者给出所在学科在审评决定中作用的认识。例如，如果审评决定的中心是药品质量监管，那么，质量学科的员工在决策程序中具有关键作用；如果问题是毒理学和临床员工需要知悉的质量问题，那么，质量学科代表只需要确保在决策中考虑他们的关切即可。决策者应记载不同意见是如何被考虑的，并如何得到充分讨论，在做出最终决定时，应如何对各学科和组织成员的意见加以考量。

授权签字人通过平等发言机制，确保在汇聚了所有适宜的专长之后，再做出关于药品审评的决定。这要求一种协作的决策环境。具体而言，要求在相互尊重的专业环境下，开放地进行信息沟通和意见交换，让所有相关学科和组织成员充分、开放地参与到决策过程中。应当记载FDA员工的意见，预期CDER的每位成员都将产出高质量的审评意见或其他文件，并为其立场提供理由。这些文件应反映科学实践，并符合可适用的法律、规章和政策。

（二）平等发言中不同角色的责任

1. 主导办公室

主导办公室（Lead Office）邀请所有相关学科和/或组织成员参与，征求并充分考虑在决策程序中所有学科和组织成员的意见；主导办公室努力来达成共识，阐明重要领域的分歧所在，在决策过程中尽早进行建设性对话；鼓励在决策团队中的个人针对有分歧的问题，阐明特定学科的立场；在相关学科显然无法达成共识的情况下，让更高层次的管理人员参与到决策中；就审评决定向所有参与者进行反馈，并提供相关文件记录，说明在何种程度上考虑了参与学科和办公室的意见。

2. 审评员/参与者个人

审评员/参与者个人（Individual Reviewer/Participant）应充分参与决策程序；审评员/参与者个人代表所在特定学科的立场，并确保该立场被理解和考虑。如果审评员或参与者个人有不同于他所在学科的观点，他可以与团队自由讨论这些观点，但必须明确表达，这是他个人的观点，而不是所在学科的观点。在药品审评中的学科管理中，应以文件记录，审评员或参与者个人选择其他立场的理由。

审评员或参与者个人应评估，在决策过程中是否还需引入其他学科和组织要素，如认为有必要，则需通知主导办公室。个人应就自己所持异议和相关人员展开讨论，并在文件中记录自己的主张及理由。参与审评的个人应努力在彼此间达成共识，并尽早通过这一程序来阐明异议，进行沟通。

3. 办公室主任

每个办公室主任（Office Director）负责制定下述政策和程序，并确保员工知悉这些政策和程序：在管理链条内部，尽早持续参与未来的决策过程，以确保每个人能代表所在学科或办公室的立场；当遇见异议时，办公室主任负责在管理链条内，纳入更高层次的管理部门和人员，来进行决断。

（三）平等发言适用的程序

在做出决定时，主导办公室或决策者应当邀请相关学科和组织成员参与，以决定适当的行动。所有相关学科应确定哪些人能充分代表学科参与决策程序。每个参与决策程序的人在管理链条中工作，以确保他陈述的立场与该学科的科学、监管和/或管理政策相一致。

　　一旦所有学科和组织成员有机会表达自己的意见，在大部分情况下，团队可以就决定达成一致。应尊重审评程序中所有参与者的观点，如果不能达成一致时，审评员不应迫于压力改变观点。如果在学科和/或组织成员不能就决定达成一致时，审评参与者们应当考虑彼此的立场，确定在哪些领域可以达成一致意见，在哪些领域无法达成一致意见，并努力解决分歧。

　　可以理解，参与决策程序的具体学科有自己的观点和立场。如果某学科或组织成员不赞成一项未决的跨学科决定，认为拟采取的行动与法律、规章、数据的解释或现有的先例相悖，并没有充分说明这种背离的正当性，或者可能对公众健康与安全造成严重的不利影响，那么将在更高层次讨论相关问题，这将提升讨论的范围，将来自每个学科和组织架构中的更高层职员纳入其中。每个办公室和学科应当有明确的政策和程序，当存在无法解决的重大分歧时，可以逐步将更高层的职员纳入决策过程之中，直至引入办公室主任或高级办公室主任的参与。如果在此层面仍无法达成一致，将让中心主任或他指定的人参与讨论。

　　要实施平等发言，至关重要的在于：①在决定需要在更高层面讨论哪些问题时，要有良好的判断力；②有责任在决策过程中及时地提出这些问题，并援用相关的数据、政策和监管权。决策过程中的所有参与者有责任尽早提出问题，以留出充分的时间来解决观点的差异。然而，可以理解的是，有些问题可能直至审评过程后期才出现，或者随之出现的关切可能影响参与人，影响参与人对于决策程序或决定所持有的观点。

三、管理链条中的科学/监管争议解决

　　在CDER进行的监管或科学审评中通常能达成一致意见。如果不能达成一致意见，对审评决定有不同意见的员工，可以在适当时将未解决的科学或监管问题提交给直接的上一级管理官员（Next Highest Management Official），以获得解决，这就是管理链条中的科学/监管争议解决程序。

（一）启动的时机

　　CDER在对科学或监管决定进行考量后，在获得和考虑所有适当的科学和监管建议之后，必须形成机构层面的立场。决策程序是复杂的，可能涉及CDER一个或多个组成部门中的多个成员，可能包括初级审评员、团队主管、监督者和管理者。在大部分情况下，可以通过讨论形成一致意见（alignment）。一致意见是总体上支持所采

取的立场或所作决定的状态。一致意见并不意味着相关所有学科和组成部门都完全同意，但说明，所有相关者都同意采取相应行动。

如果不能达成一致意见，在适当时，会将未解决的科学或监管问题提交给直接上级官员。持不同意见者可以选择启动争议解决程序，并负责将争议提交至直接上级官员。持不同意见的争议人应尽量立即采取行动，以便问题能够及时得到充分评估和解决。

（二）启动时提交的文件

争议人可能通过撰写并提交书面的陈述，来启动争议解决程序。在争议陈述（dispute statement）中，应描述争议人不同意的立场、概念、观点或建议，说明其所持不同观点的性质和原因，以及拟议的建议和/或结论的改变和理由。应将这份陈述提交给直接上级官员，让其对此进行考虑，并得出解决方案。还应将这份陈述分发给与争议人持不同意见的人和其他相关雇员，并纳入行政卷宗。

争议陈述与其他支持文件必须符合如下要求：①仅与被考虑的事实、科学问题具体相关；②由撰写人签名，并标明日期；③纳入行政卷宗，副本送达给监督者和其他相关人员；④明确将文件呈送给哪些人；⑤在完成、签名并纳入行政卷宗后，任何人不得改变、变更或移除文件；⑥文件中应避免诽谤言辞、无据可查的指控或不相关的事务。

一旦争议陈述的最终版本或其他支持文件成为行政卷宗的一部分，不得对这些文件进行任何改变。后续的修订或修正必须作为新的文件。

（三）争议的处理和继续

直接上级官员收到争议陈述，在审查、讨论和考虑所有相关的观点之后，将就该事务做出决定，撰写备忘录，来宣布自己的决定，向争议涉及的个人提供副本，并将备忘录纳入行政卷宗。决策者必须考虑不同意见，在过程中涉及的所有人的观点将得到尊重，并被记录入相应的文件中。

如果争议人不同意直接上级官员做出的决定，争议人可以选择继续争议解决程序，将他对决定的不同意见，沿着管理链条提交至再上一级的直接上级官员，官员遵循与此前相同的争议解决程序，来进行处理。争议人可以重复使用这一申诉程序，直至最终提交给CDER主任处理。

（四）学科内部争议的处理

如果争议发生在同一学科的两个人之间，且两人都不是最终决策者，争议仍应被记入行政卷宗。例如，如果在初级审评员和他的第一层次监督者/团队主管（First Level Supervisor/Team Leader）之间发生争议，第一层次监督者/团队主管应撰写简明的备忘录，描述他在初级审评或建议的监管行动上的不同意见。这份备忘录应当处理和描述观点或建议的任何差别，并与初级审评员共享，纳入行政卷宗，这将有利于决策者进行讨论，并最终得出一致意见。

如果决策者做出的决定，与下属员工个人得出的结论或建议不一致，他必须撰写一份备忘录，记载决定的理由，包括如何考量不同意见。应将备忘录纳入行政卷宗，为相关员工提供备忘录。即使员工个人不再启动争端解决程序，这些要求仍将适用。

四、不同专业意见程序

当涉及具有重大公众健康影响的监管行动或政策决定，在常规的内部争议解决程序不足以解决问题时，CDER的员工可以启动表达不同专业意见程序。在不同专业意见（Differing Professional Opinions）程序中，为听取不同专业意见提供了简化的时间框架，以便迅速解决问题；由并未直接介入决定的适格员工组成的特设审查小组（*Ad hoc* Review Panel），来审查不同专业意见，最后由CDER主任做出决定。

（一）启动的时机

审评员/决策参与者仅在认为FDA的行为或不作为很可能对公众健康造成重大负面影响，而且：①穷尽了现有的争议解决机制，即沿着管理链条申诉至CDER主任，或②感到现有机制不大可能就问题得出及时和令人满意的解决方案时，才可以启动不同专业意见程序。

（二）启动时提交的文件

作为不同专业意见的提交者（DPO submitter），CDER员工在启动不同专业意见程序时，向CDER监察专员提交的文件包括以下内容。

（1）对他所异议的立场进行概述，这可能是员工所持的主流观点，可以是现行的管理决定或已宣布的政策立场，还可以是拟采取的监管行动或拟定的政策决定。

（2）对提交者观点的描述，以及他们与所异议的立场有何不同。

（3）对争议性质的描述，这可能涉及关于数据解释、方法论、判断层面的争议。

（4）评估如果CDER不采纳不同专业意见提交者的立场，可能对公众健康造成的重大负面影响。

（5）列出至少3位可能的FDA员工，其应具备相应的技术专长，作为特设审查小组成员的备选人选。

（6）在可能的情况下，绕过其他可能的争议解决路径的理由。

需要注意的是，虽然这个文件包可能是简短的，但如果文件包不包括上述的前5个要素，将不能被认为启动了不同专业意见程序。

（三）立卷审查

CDER监察专员在受理不同专业意见文件包的5个工作日内，经咨询CDER主任，考虑不同专业意见的价值，判断所质疑决定的结果是否严重到足以对其立卷。在大部分情况下，监察专员将确保在对不同专业意见立卷之前，已经穷尽其他解决路径（例如管理链条中的科学/监管争议解决程序、咨询委员会讨论、CDER监管简报等）。

如果CDER监察专员在咨询CDER主任后，确定有争议决定可能不会带来重要的结果，即不可能对公众健康产生重要影响，监察专员将在受理提交的不同专业意见后的5个工作日内，把这一决定书面通知提交者、CDER主任、提交者监督链条中的所有人、提交者的团队主管以及直接介入决定的高级办公室主任。通知将说明拒绝对不同专业意见立卷，并说明理由。监察专员将在卷宗中保存这份不同专业意见的记录。

如果CDER监察专员在咨询了中心主任后，确定应当对不同专业意见加以立卷，监察专员将在受理不同专业意见提交后的5个工作日内，对不同专业意见予以立卷决定的决定，书面通知提交者、CDER主任、提交者监督链条中的所有人、提交者的团队主管以及直接介入决定的高级办公室主任。

（四）特设审查小组审查

在不同专业意见立卷后的2个工作日内，CDER主任将指定一名组长作为特设审查小组的领导。在立卷后5个工作日内，组长将指定一个特设审查小组，由该小组对文件包进行审查，并得出建议。

1. 特设审查小组的成员

特设审查小组必须包括2～3名额外成员，对其要求如下。

（1）包括一名有相关技术专长的成员。

（2）包括一名从提交不同意见者拟定名单中选择的成员。

（3）如果时间准许，由组长选择一名来自FDA之外，且具有相关专长的成员。因为特设审查所经历的时程较短，这名成员必须是特别政府雇员（special government employee）。特别政府雇员必须要能通过利益冲突测试，而且这会是一个相对较长的过程。因此，如果需要引入FDA之外的专家，可能会延迟特设审查小组的组建。

（4）在可能的情况下，特色审查小组不应包括在启动不同专业意见审查程序之前曾直接参与决策过程的个人。应要求参与决策过程的人回避参与特设审查小组。但小组中应包括具有相关技术专长和经验的人，以理解面临的复杂问题。

2. 特设审查小组的审查

设立特设审查小组后，监察专员将尽快向该小组发送不同专业意见包。特设审查小组收到不同专业意见包后，应在35个工作日内搜集和审查必要信息，并撰写书面建议提交给CDER主任。CDER主任可能决定，为了公众健康的需要，缩短审查时间。在这种情况下，CDER主任将通知监察专员，监察专员将立即将缩短后的时间表转告申请提交者、特设审查小组即所有相关人员。

审查小组将：①决定提交者提交的文件是否足以支撑起详尽的审查，若非如此，则要求提交额外信息；②在需要时，要求来自CDER中心内部或外部的适当资源提供技术援助和其他文件，如提供审评文件、会议备忘录，CDER监察专员负责协调这些活动；③审查不同专业意见和其他所有相关材料，并就拟采取行动的适当理由撰写书面建议提交给CDER主任；如果特定审查小组未能达成一致意见，那么书面建议中应该反映出特设审查小组成员的不同观点。

（五）做出结论

CDER主任必须审查特设审查小组的建议，并在收到小组的建议后5个工作日内，向提交者和与不同专业意见相关联的审评链条中的中心其他雇员，提供书面决定和理由说明。

如果不同专业意见的提交者感到，没有充分展示他的关切，和/或认为未能遵守CDER中心的政策和程序，他可能选择就该决定申诉。在CDER主任做出书面决定后10日内，提交者可以启动申诉程序，即局科学争议解决程序。

五、局科学争议解决程序

局科学争议解决程序（Scientific Dispute Resolution at FDA）是FDA层面的争议解决程序，意在处理某些严重科学争议，它们涉及的问题对公众健康可能造成重大影响。这些努力意在为FDA员工提供内部解决科学争议的机会。这一项目有两个要素：要求在审评中心层面采用稳健的科学争议解决程序；FDA层面的局科学争议解决程序，并不能取代审评中心层面的争议解决程序。通过这些程序，FDA确保能对所有科学争议进行充分和公开的审查（图5-2）。

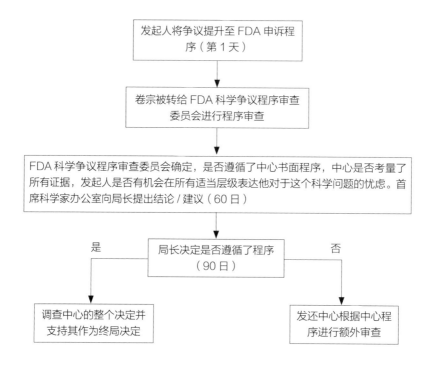

图 5-2　局科学争议解决程序

（一）启动的时机

如果争议申请的发起人感到，没能在审评中心层面对问题加以充分处理或解决，考虑到潜在的公众健康影响，发起人应当在适当时迅速提交正式的科学争议解决申请。发起人必须在收到中心发送的书面意见后的10日内，将该争议书面提交至FDA的问责和廉洁办公室（Office of Accountability and Integrity）。问责和廉洁办公室收到该争议的日期，将被标记为启动局科学争议解决程序的首日。

（二）启动时提交的文件

发起人在启动申诉程序时，向FDA问责和廉洁办公室提交的文件包括：①描述发起人的立场与中心的观点有何不同；②评估不采纳发起人的立场对公众健康可能造成的影响；③详细描述争议的历史，包括描述中心是否遵循/不遵循科学争议程序，说明会议召开的时间，此前争议解决程序得出的结论；④所请求采取的行动、决定或救济。

（三）局科学争议程序审查委员会的审查

FDA科学争议程序审查委员会（Agency Scientific Dispute Process Review Board）是一个常设委员会，成员包括来自FDA问责和廉洁办公室的代表，来自FDA所有中心和局的监察专员（或指定的官员），以及来自首席科学家办公室的代表。此委员会的主席是首席科学家（Chief Scientist），根据主席的裁量，委员会可能可以根据个案的需要，请其他成员参与委员会。

1. 审查是否符合受理标准

FDA科学争议程序审查委员会将审查发起人的卷宗，并获得其他必要信息，如来自审评中心层面的书面文件。委员会将评估这些信息，并得出该争议是否符合下列标准的结论：①要求该争议必须至少本质上是科学的，委员会将不对并非基于科学的争议加以评估；②中心主任必须已就有争议的科学问题得出了结论。

如果审查委员会审查后确认符合受理标准，将通知中心主任，已受理科学争议的申诉。

2. 审查此前的争议解决是否合规

审查委员会将搜集所有必要的额外信息，查阅与案件审查相关的所有专家意见，以便能就该争议提出充分知情的建议。委员会将获得中心争议程序的全部行政记录，并审查审评中心的标准操作规程。根据需要，审查委员会将与争议的所有相关方进行面谈，相关方可能包括发起人、团队主管、中心主任和其他人。审查委员会将通过对所有这些信息的审查，来确定之前的争议处理是否遵循了中心的书面程序。

审查委员会的审查目标是，确定此前中心层面的程序是否充分考虑了所有相关证据，并是否为异议发起人提供了表达关切的机会。

3. 审查结论和建议

如果FDA科学争议程序审查委员会确定，中心的步骤和程序得到适当遵循，中心充分考虑了所有相关证据，发起人得到机会表达他对所争议科学问题的关切，中心的决定将被支持作为终局决定，并向争议涉及的所有内部各方分发书面建议。FDA科学争议解决程序审查委员会会将结论提交给FDA局长，这个层面的科学争议解决程序即告终结。

如果委员会认为，中心的步骤和程序没有得到适当遵循，中心没有充分考虑所有相关证据，或者没有为发起人提供机会表达他对所争议科学问题的关切，首席科学家将向FDA局长提供一份书面建议，建议将该争议发回中心，根据中心程序再进行审评。这份书面建议应包括委员会建议的理由，委员会成员中的所有不同意见，并包括一份拟议的陈述，来和FDA局长加以沟通。

审查委员会将记载结论和建议，而首席科学家将向局长表达他的建议。在FDA科学争议解决申诉程序中，审查委员会将在60日内完成审查，并与局长沟通他的结论和建议。

首席科学家作为审查委员会的主席，负责向FDA局长提出建议，建议内容包括争议是否遵循了中心程序，发起人是否得到机会表达他对争议的科学问题的关切，中心是否考虑了所争议科学问题的所有相关证据，是否应将争议发还给中心主任。

（四）局长做出决定

FDA局长将审查局科学争议程序审查委员会的建议，并形成最终决定，决定中心是否遵循了它的程序，中心是否为发起人表达关切提供了充分的机会，是否发还争议给审评中心，令其纠正相应的行为。FDA局长将与中心主任一起工作，以决定必须采取哪些纠正措施。FDA局长将就此决定与决定的简短理由说明，与争议各方进行书面沟通。在科学争议解决程序启动后的90日内，局长将形成最终决定。

第四节　申办者与审评机构之间争议的解决程序

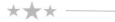

一、正式争议解决程序概述

在药物研发和新药审评期间，将不可避免地出现科学层面的争议和程序层面的争议。由于这些争议会涉及复杂的判断，涉及在科学和贸易上重要的问题，通过适当的程序鼓励开放、迅捷地讨论这些争议，形成解决方案，促使申办者与FDA之间的争议得到快速解决。

如果申办者提起的正式争议解决申请，在某个管理层级被否决，申办者可以就同一事务在管理链条中，向上一级管理层级申诉。每个向上一级管理层级提交的申诉，构成了新的正式争议解决申请，并应遵守程序和时限的要求。

具体而言，如果申办者不满意部门层面的解决方案，申办者可以将该事务向适当的办公室主任申诉。如果申办者对办公室主任就该事务的决定仍不满意，可以就该事务向适当的审评中心副主任申诉。如果申办者对审评中心副主任对该问题的决定不满意，可以就该事务向审评中心主任申诉。

如果申办者穷尽了中心的管理层级，仍然对中心的决定不满意，他可以申请由FDA局长审查该事务。申办者应将此申请提交至FDA监察专员，同时向中心提交文件副本。是否审查这些事务，由局长裁量。

图5-3简述了申办者将申诉提交至不同管理层级的过程，在办公室和CDER中心层面，协调人为中心正式争议解决项目经理，在FDA层面，协调人为局监察专员。

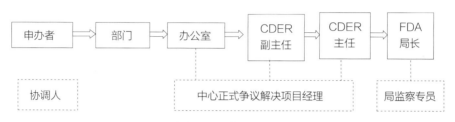

图 5-3　申办者提交争议解决申诉的过程

二、启动的条件

（一）启动的时机

1. 申请正式争议解决的时机

申办者只有在此前层面未能成功解决争议时，才能申请办公室或中心层面的正式争议解决。申办者应向CDER的正式争议解决项目经理（Formal Dispute Resolution Project Manager，DRPM）提交书面申请和支持文件，并将副本作为申请的修正案，提交至适当的文件室。

2. 要求咨询委员会审查的时机

在正式争议解决程序的任何时段，申办者可以要求由适当的咨询委员会来审查争议。如果申办者认为，咨询委员会审查是解决科学争议的最佳路径，那么在争议解决过程中，应尽早提出这一要求。这将使审评中心能在程序的每一步，都可以评估是否要将该事务交给咨询委员会。

（二）涉及的事务

1. 适合正式争议解决的事务

CDER认为，FDA做出的监管决定，如果是涉及使用者收费的产品申请，且在科学和/或医疗上具有重要意义的事务，可能适用正式争议解决程序。针对的事项如完整回应函，研究用新药申请的临床中止，突破性治疗认定申请被否决，专利名审评被否决等。

2. 适合咨询委员会审查的事务

如果事务涉及技术专长，有赖于某些专业化的教育、培训或经验时，问题可能适合咨询委员会审查。通常不适合咨询委员会审查的问题包括：①可能的犯罪行为（例如数据造假、提交错误信息、未经授权披露专利信息）；②基于智识或监管层面的偏见，例如部分FDA雇员、咨询委员会成员或其他特别政府雇员所采取的差别对待措施；③监管管辖权问题，例如FDA在特定事务中负主要监管责任的问题，或者其他监管政策或程序事务；④中心主任未获得授权的事务。

三、启动时提交的文件

为最有效率地使用FDA和企业的资源，任何正式争议解决申请都应包括充分的信息，以解释争议的性质，使得FDA能以必要的步骤，来迅速有效地解决争议。

每份申请应包括以下内容。

（1）封面以黑体大写字母清晰标明提交了"正式争议解决申请"。

（2）可能时，载明申请号（研究用新药申请、新药申请、生物制品申请）。

（3）产品的专利名和商品名。

（4）申请立卷的部门或办公室。

（5）拟针对的适应证。

（6）对每个问题进行简要但全面的陈述：清晰描述要解决的问题；明确该问题是科学问题还是程序问题，还是两者兼有；陈述已经采取的解决问题的步骤，包括非正式争议解决；明确可能的解决方案，包括科学问题，是否需要咨询委员会；陈述预期的结果。

（7）明确就相关事务做出最初决定的部门，以及在可行时，负责解决此事务的最高位阶FDA官员。

（8）此前向FDA提交的相关所需文件列表。申办者还可以再次向FDA提交这些文件的副本。

（9）提起申诉的公司联系人姓名、职位、电话和传真号码。

四、FDA的行动

正式争议解决项目经理将把正式申请转给适当的CDER官员，以回应正式申诉，根据中心的命令-控制链条，将必要信息录入适当的追踪系统，并向申办者发出告知函。CDER官员将审查事务的行政记录，并做出回应。回应可以是关于事务的决定，也可以是请求咨询委员会或者其他内部或外部专家给出建议，或要求申办者提供更多信息。

（一）书面回应

FDA将向申请正式争议解决的申办者发出书面回应。书面回应应明确载明，是同意/不同意申办者期望的结果，或是同意/不同意部分结果，或是提出不同于申办者的解决方案。如果FDA不赞成申办者的立场，回应需包括不赞成的原因，以及申办者可以采取怎样的行动，来解决FDA提出的问题。

（二）对要求咨询委员会审查的回应

如果申办者请求咨询委员会审查相应的科学事务，CDER官员将决定这一审查是否适当，在正式申诉程序中是否有助于FDA。CDER官员将与申办者沟通该决定。

1. 批准咨询委员会审查

如果CDER批准由咨询委员会进行审查，将在下一次咨询委员会会议上对此议题进行充分讨论。咨询委员会在审评科学争议后提出的意见和建议，对于FDA的具体政策或行动没有拘束力。在收到咨询委员会的建议之后，FDA应在30日内通知申办者，自己对该事务做出了怎样的决定。除非法律另有规定，FDA基于咨询委员会建议的决定不是FDA的终局决定，因此无法对其进行司法审查。

2. 不批准咨询委员会审查

如果官员不批准由咨询委员会来进行审查，应当书面通知申办者，并告知拒绝的理由。

五、继续申诉

如果申办者提请咨询委员会审查的请求遭拒绝，那么他可以就此在CDER中沿着命令链条提起申诉。在穷尽审评中心层面的申诉机制后，申办者可以通过FDA的监督命令链条，请求FDA局长审查CDER的决定。这种审查要求应当被提交给FDA监察专员。

虽然FDA监察专员不正式处于命令链条中，他将与CDER和申办者一起工作，试图形成相互可接受的路径，考虑所有相关因素。

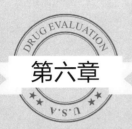

第六章 美国药品审评的政策文件

第一节　美国药品审评的政策文件概述

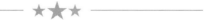

一、药品审评政策文件的类别

美国药品审评与研究中心（CDER）在药品审评中适用的政策文件主要有四种形式，即规章、指南文件、政策和程序手册、标准操作规程。

（一）规章

规章（regulation）具有法律上的拘束力，可以强制执行，其制定程序遵守《行政程序法》，通常采用通告–评论规则制定程序。这些规章用于细化法律规定的某种制度的具体事项。例如，FDA基于《联邦食品、药品和化妆品法》第506条(c)款关于加速许可的规定，发布了《联邦规章汇编》第21部分第314章的H部分，即严重或危及生命的疾病的新药加速许可，明确规定了加速许可的适用范围、附条件的许可、撤销程序、上市后安全报告、提交促销材料等具体事项。

（二）指南文件

指南文件（Guidance Document）指的是解释FDA或CDER政策或程序的书面沟通文件，意在帮助制药企业和其他受监管的组织。制定指南文件目的在于，在FDA的政策、监管活动、检查和执行程序中建立明确性和一致性。例如，《企业指南：快速路径药品研发项目——认定、研发和申请审评》由CDER和CBER两个中心共同发布，它不仅阐明了快速路径药品认定的标准，还描述了快速路径药品认定和已认定药品上市申请审评的程序。

（三）政策和程序手册

政策和程序手册（Manual of Policy and Procedure）是FDA和CDER用于指导审评人员日常绩效的政策，适用于CDER的行政、管理及项目活动，意在为CDER的审评员或其他人员如何开展工作提供导引。例如，CDER下设的新药办公室发布了《药品审评质量管理规范：突破性治疗认定药品和生物制品的管理》，它描述了自授予突破性治疗认定至提交上市申请期间CDER采取的行动。

（四）标准操作规程

标准操作规程（Standard Operating Procedures）涉及CDER内部的政策和程序，通常仅适用于一个办公室内部的运行。标准操作规程由CDER下属办公室发起、放行、管理、发布和存档，其内容具体指向单个办公室的内部运行，涉及如何处理文件、收发邮件等具体细节。

（五）四类政策文件的简要比较

现将CDER四类政策文件做简要比较，见表6-1。

表6-1　CDER 四类政策文件简要比较

	规章	指南文件	政策和程序手册	标准操作规程
发布主体	FDA	CDER/CBER	高级办公室/办公室	高级办公室/办公室
主要目标	细化法律规定	解释政策或程序，帮助制药企业和其他受监管的组织	指导审评人员日常绩效	规范办公室内部运行
制定程序	通告-评论程序	包括公众参与和征求意见	内部程序	内部程序
主要监督者	FDA局长	CDER的政策主任助理	CDER管理办公室的管理主任助理	高级办公室或办公室主任
拘束力	有法律上的拘束力	没有法律上的拘束力，但申请人和FDA员工通常应遵守	没有法律上的拘束力，审评人员通常遵守	没有法律上的拘束力，办公室人员通常遵守
公开	主动公开	主动公开	主动公开	依申请公开
审查		定期审查/有因审查	每5年	每3年

二、药品审评政策文件的作用

（一）以体系化的文件确保申办者对监管活动的可预期性

在药品审评领域，不同类别的政策文件不是孤立的，而是体系化的。以突破性治疗产品的认定和审评为例：在规章层面，有21 CFR 312之E部分（加速有前景的新疗法的可获得性），意在加速严重疾病患者获得新疗法，并保持适当的安全性和有效性标准，构建了加速项目的基础；在指南文件层面，有《企业指南：严重疾病的药品和生物制品——加速项目》（2014年5月），其中阐述了突破性治疗认定的标准、特点和认定申请的程序（附件1之B部分）；在政策和程序手册层面，有《药品审评质量管理规范：突破性治疗认定药品的管理》（2014年7月29日）和《药品审评质量管理规范：适用加速审评的突破性治疗认定药品和生物制品的上市申请审评》，前者概括了从授予突破性治疗认定至提交上市申请前CDER采取的行动，后者概括了从提交上市申请至就申请做出决定期间CDER采取的行动（图6-1）。

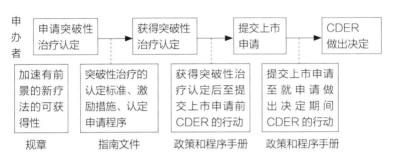

图6-1　突破性治疗药品认定与审评流程中适用的政策文件

换言之，对于申请突破性治疗认定的申办者而言，可以从这些文件中了解突破性治疗认定的标准、特点和认定申请程序，了解在获得认定后至提交上市申请前CDER将采取的行动，了解提交上市申请至做出申请决定期间CDER的行动，这些文件提高了申办者对监管活动的可预期性，又通过明确的认定标准和激励措施，切实引导了申办者研发的方向和重点。

（二）以一致性的文件确保药品审评活动的一致性

FDA就新的或不同的监管预期，例如对法律或规章要求的解释，与广泛的受众进行首次沟通，通常必须使用指南文件形式，并遵守《良好指南质量管理规范》（GGP）。

所有办公室、科室、CDER范围内运行的政策和程序手册将被作为政策和程序手册公布。政策和程序手册可能涉及：政策陈述以及实施该政策的程序，CDER或CDER的办公室或科室完成某些方面工作所需的具体步骤等。

标准操作规程具体针对单个办公室的内部运行，涉及具体的细节，例如，如何处理文件、运行报告、填充数据库、发送或接收邮件等。

指南文件是对规章的解释，并包括了对监管政策的阐述；政策和程序手册涉及政策陈述以及实施政策的程序，以及完成某些工作的具体步骤；标准操作规程指向单个办公室运行的具体细节。在同一目标事务上，要求规章、指南文件、政策和程序手册、标准操作规程的内容是一致的。

虽然规章之外的政策文件没有法定的拘束力，但FDA通过培训和监督两条路径确保承担药品职责的员工对这些文件的遵守，从而实现药品审评活动的一致性。在新员工入职培训和员工常规培训中，确保员工对与本职工作相关的指南文件、政策和程序手册、标准操作规程的知悉，明确在背离这些文件行动时应有充分理由并征得上级的同意。

如果某个人认为，FDA某个员工有违背指南文件的行为，他可以联系发布指南文件的中心或办公室中该员工的上司。如果问题仍不能解决，可以联系更高级别的上司。他也可以联系该中心或办公室的监察专员，寻求协助解决问题。

高级办公室主任或办公室主任（或指定的人）负责确保办公室员工理解本办公室的政策和程序手册与他们工作绩效的相关性，并遵守这些手册；确保办公室员工可以获取并遵守影响他们工作的标准操作规程。

简言之，规章、指南文件、政策和程序手册、标准操作规程这些文件在同一目标事务上内容是一致的，通过培训和监督确保FDA员工对这些文件的遵守，将确保监管活动的一致性。

（三）以文件的公开确保药品审评活动的透明度

指南文件涉及但不限于下列事务：受监管产品的设计、生产、标签、促销和检验，提交文件的处理、内容、审评或许可，以及检查和执行政策。政策和程序手册中包括政策陈述以及实施该政策的程序。标准操作规程指向单个办公室具体运行的细节。这些文件涉及药品审评从内容到程序的方方面面，且FDA的员工在监管活动中通常会遵守这些文件。

FDA的规章公布在《联邦登记》和FDA的网站上；与药品相关的指南文件是公开的；在CDER网站上，所有政策和程序手册是公开的；标准操作规程则是依申请公开的。换言之，公众通过获取这些文件，不仅可以了解药品审评活动中FDA员工实施的政策的内容，还可以了解规定的实施程序，这就提高了药品审评活动的透明度。

不仅如此，这些政策文件的制定过程也是公开的。规章制定程序中采用通告–评论程序公开征求意见。指南文件在制定过程中向行业组织和利益团体征求意见。公众可以对指南文件制定计划、指南文件的草稿提出意见，乃至对已公布实施的指南文件做出评论，这些意见和评论可能导致草稿或指南文件的修订。公众不仅可以建议启动指南文件的制定，还可以建议修订或撤销指南文件。FDA员工审评活动遵循的这些政策文件，其制定过程公开，不仅保障了利益相关者意见表达的权利，也确保了药品审评活动的透明度。

三、标准操作规程

在现行的法律和透明度要求之下，CDER需认真考虑将哪些内容纳入需公布的政策和程序手册，它和卜设的办公室可能选择编写标准操作规程作为单独的文件，或者作为政策和程序手册的补充。相对于政策和程序手册而言，标准操作规程在格式、结构、内容和放行要求上都有更大的灵活性。

（一）标准操作规程的格式和内容

1. 可能制定标准操作规程的情形

从内容上看，可能适合制定标准操作规程的情形包括：①根据《信息自由法》，内容是豁免公开的；②内容仅涉及相关流程的内部信息，不涉及明显的公共利益；③内容仅包括内部程序，而且随着新体系或新技术创设和采用，可能要求频繁更新。

2. 标准操作规程的目标事务

标准操作规程具体指向单个办公室的内部运行，涉及具体的细节，例如，如何处理文件、运行报告、填充数据库、发送或接收邮件等，而这些目标事务与公共利益的关系不大。在同一目标事务上，其内容应与政策和程序手册、员工指南手册（Staff Guide）保持一致。

3. 标准操作规程的格式和要素

标准操作规程根据发起办公室的偏好采用某种格式，且与政策和程序手册相区别，以减少因疏忽导致的公开披露。它的要素至少应包括主题的背景信息，各方在标准操作规程中的职责，以及发布、修订和撤销的日期，还可能包括参考资料和定义。

（二）标准操作规程的相关程序

1. 管理、评估和培训

标准操作规程由发起它的办公室发起、放行、管理、发布和存档。在发布后，每三年评估一次其持续相关性和准确性。在新雇员任职培训中，应通过适当培训向他们提供标准操作规程，在需要时可以提供单个标准操作规程的培训。标准操作规程的纸质版本应在由办公室选择的便于CDER员工使用的仓库里保存。

2. 依申请公开

标准操作规程通常不在FDA网站上公开，但公众可以依申请获得。部分标准操作规程可能包含豁免公开的信息，这些文件在披露时需移除豁免公开的信息。具体而言，豁免公开的信息包括：商业秘密或保密的业务信息；个人隐私信息；分类信息；可以合理预期将危及个人的生活或身体健康的任何信息。

（三）对标准操作规程制定和执行的监督管理

高级办公室主任或办公室主任负责监控标准操作规程的制定和执行。他们应当理解在何种情形下，制定标准操作规程；应确保办公室有一套体系去考量新的或修订标准操作规程的需求；确保由办公室发起的所有标准操作规程都符合要求；确保办公室员工可以获取并遵守影响他们工作的标准操作规程。

第二节　指南文件

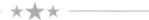

一、指南文件概述

（一）指南文件的受众和内容

一般而言，FDA的指南文件（guidance document）是为FDA员工、申请人/申办者和公众准备的沟通文件，这些文件描述的是FDA对监管问题的解释或政策。

1. 指南文件的内容

指南文件涉及但不限于下列事务：受监管产品的设计、生产、标签、促销和检验，提交文件的处理、内容、评估或许可，以及检查和执行政策。指南文件不包括：涉及FDA内部程序的文件，FDA的报告，向消费者或卫生从业者提供的一般信息文件，演说，期刊文章，媒体采访，新闻材料，警告信，谅解备忘录，或其他指向单个个人或企业的沟通文件。

2. 指南文件的受众

在药品审评领域，指南文件通常是指向受监管组织的，但CDER有时也会制定针对审评员的指南，或针对产业界和审评员的指南。例如《面向产业界的指南：药品和生物制品使用者费用的豁免、减少和退还》描述了药品审评中使用者费用的豁免、减少和退还的类别，以及申请豁免、减少或退还使用者费用的申请程序，以及就FDA对申请做出的决定的申诉程序。又如，《面向审评人员和产业界的指南：药品审评质量管理规范——PDUFA产品的原则和实践》不仅阐明了审评人员在管理审评程序中的作用和职责，还厘清了申办者可能用来提高审评程序的有效性和效率的路径。

FDA通常只能用指南文件的形式，就新的或不同的监管预期与广泛的受众进行首次沟通。即使监管预期并非显而易见的来自法律或规章，与广泛受众的首次沟通也必须采用指南文件，并遵守《良好指南质量管理规范》（GGP）。这些指南文件意在帮助制药企业，在药品上市申请的受理、内容、评估和许可中，在药品的设计、生产和检验等事务中，履行其法律和规定的义务。

（二）指南文件的分类

指南文件分为两类，1级指南和2级指南。

1级指南（Level 1 guidance document）涉及的内容通常包括：对法律或规章要求的最初解释；解释或政策并非细微的改变；复杂的科学问题；具有高度争议性的问题。

2级指南（Level 2 guidance document）或者展示现有实践，或者阐明解释或政策的细微改变。例如，一份指南文件重构了旧的政策声明的格式，使之符合《良好指南质量管理规范》（GGP），该指南属于2级指南。围绕现行的无争议政策制定的指南可能是2级指南。大部分指南是1级指南。

（三）指南文件的效力

制定指南文件目的在于，使得FDA的政策、监管活动、检查和执行程序更具明确性和一致性。它们没有法定的拘束力，也不能强制执行。但由于指南文件反映了FDA当前的认识，申办者提交的申请如果符合现行指南，将被认为是可接受的。

FDA的员工和申办者通常都应遵守指南文件。如果FDA员工要背离指南文件，那么应先与他或她的上司讨论，说明理由，适当时还应与所在部门的主任或办公室主任讨论，并征得同意。类似地，由申办者提出的替代路径，在被接受之前，也应与CDER的高层官员讨论，以确保所采用的替代路径遵守相关的法律和规章。

二、指南制定程序中的分工

就CDER而言，指南制定程序涉及多种角色，但一个人可能担任多个角色，每种角色履行各自的职责。

（一）CDER高层管理团队

CDER高层管理团队（Senior Management Team, SMT）成员包括下列办公室的主任：新药办公室（OND）、制药科学办公室（OPS）、合规办公室（OC）、药物政策办公室（OMP）、管理办公室（OM）等。

CDER高层管理团队成员负责启动或批准制定指南；审查和优化办公室内部进行中的指南和政策制定活动；为办公室内部指南制定提出高优先级的主题；选择申办者；配置资源。

（二）发起者

发起者（sponsor）选择指南撰写的协调人和撰写者；在需要时，引导工作组成员的遴选；确保在起草过程中，就适宜主题咨询相应的专家；监督制作关于起草指南文件的工作计划，包括列出时间表。概言之，发起者确保由正确类型和数量的人员制定指南，并负责最终成功形成、通过和公布指南。

（三）协调人

协调人（coordinator）负责协调和管理日复一日的指南制定活动。具体而言，协调人负责安排会议，在必要时介入工作组，提供会议的备忘录；协助撰写者获得来自适当专家的科学和政策建议；管理工作规划。

（四）撰写者

撰写者（author）是指南的撰写者或主要撰写者，是负责指南技术质量的人。撰写者从工作组和其他适当目标事务专家获得科学和政策意见；为指南和政策文件的写作使用可用资源，包括指南和可获得性通知的模板、审评员风格手册（Reviewer Style Manual）、获得发起者和协调人的建议；考虑在通过前和校订/通过阶段获得的评论，在咨询协调人、发起者、工作组和其他目标事务专家后，在必要时对文件适当修订；使协调人和发起者了解文件的制定进展。

（五）工作组组长

工作组组长（work group chair）是负责工作组运行的人。工作组组长使用已得的最佳实践规则管理工作组；运行工作组的会议；澄清工作组成员的角色和责任。对于大部分指南而言，工作组组长是指南的发起者或撰写者。

（六）指南项目经理

指南项目经理（guidance project manager）准备签发包，并管理签发程序。在某些部门，校订者也是指南项目经理。指南项目经理将文件引入校订/签发序列；获得COMIS和FDRTS号码；在撰写者的帮助下，完成CDER指南传送名单，并创建签发包；在签发包历经通过程序时，监控签发包；在签发后，将文件发送至CDER网站管理员，用于发布在CDER指南网站上，并将该文件置于仅CDER内部可获得的只读共享区域。

（七）校订者

校订者（editor）负责审查文件的格式、语法和一致性是否符合《良好指南质量管理规范》和其他FDA指南；负责搜集评论，对修改变化加以协调，确保撰写者同意对文件的任何实质性改变。校订者有专业的校订经验，并由监管政策办公室认可具有履行这一职责的能力。

三、指南文件的制定和发布程序

（一）1级指南文件的制定

1. 起草前征求意见

在准备起草1级指南文件之前，FDA可以向外部的个人或组织征求意见或接受它们提出的意见。例如，FDA可以向国家公立卫生研究院、消费者组织、行业组织、公益组织等征求意见，参加这些组织的会议，了解它们的观点。

2. 起草

指南文件必须是完整、准确、易于理解的。指南文件必须符合下列要求。

（1）不得包括强制性语言　在首页顶部必须出现一个免责方格，说明指南没有拘束力，并指定一名联系人，负责回应关于指南的问题或顾虑。除非FDA使用这些措辞来描述法定要求或监管要求，且参考文献中包括对该要求的引用，指南文件中不得出现诸如"应该""必须""被要求"或"要求"之类的强制性表述。

指南文件中使用"应该"一词，将被包含在经许可的"应该段落"中，位于文件中引言的最后一段。这一段落将阐明，在FDA的指南中，"应该"一词说明某些事情是被建议的。页眉中也应包括"含有无拘束力建议"。

（2）具备必要要素　必须包括"指南"一词；必须明确发布该指南文件的一个中心或几个中心或办公室；必须明确它意在的受众和制定的原因；必须包括发布日期。如果是草稿，在指南所有页的页眉中必须包括"草稿——非实施用"这一短语。当一份指南文件修改了在先发布的指南文件时，必须明确它取代的指南文件，并在引言段落中包括一句声明，解释它所取代的指南文件以及为什么修改在先的指南文件。

3. 草稿征求意见

在FDA形成1级指南文件的草稿后，它将在《联邦登记》上公布一份通知，宣布指南文件的草稿是可获得的；将指南文件草稿公布在网上，并提供纸质版本；邀请公众对草稿进行评论。它还可能举行会议或工作坊，或者将指南文件的草稿提交给咨询委员会进行审查。

在征求意见后，FDA将审评收到的评论，并准备指南的最终版本，在适当时根据评论进行修改。另一种可能是，FDA在征求意见后，决定另行发布一份指南文件的草稿，那么，新的草稿将重新经历前述的征求意见程序。

4. 签署通过

所有1级指南文件的最终版本将由CDER的政策主任助理（Associate Director for Policy）和至少一名高层管理团队成员（例如新药办公室主任、制药科学办公室主任、合规办公室主任）签署通过。对于覆盖整个中心范围的、尤为重要的1级指南文件，由CDER的副主任或主任签署通过可能才是适当的。CDER与其他中心联合制定的指南，要求每个中心都签署通过。

如果在1级指南文件中提出了新的法律解释，或者决定发布指南者认为，某份1级指南文件需要FDA首席法律顾问办公室审查，这些指南将由首席法律顾问办公室审查、签署。

在联邦登记上公布的1级指南文件，包括伴随所有1级指南文件的可获得性通知，将由政策办公室签署。

（二）1级指南文件的发布

1. 发布实施

在FDA完成1级指南文件后，它将在联邦登记上发布通知，宣布该指南文件是可获得的；将该指南文件发布到网站上，并提供纸质版本；实施该指南文件（图6-2）。

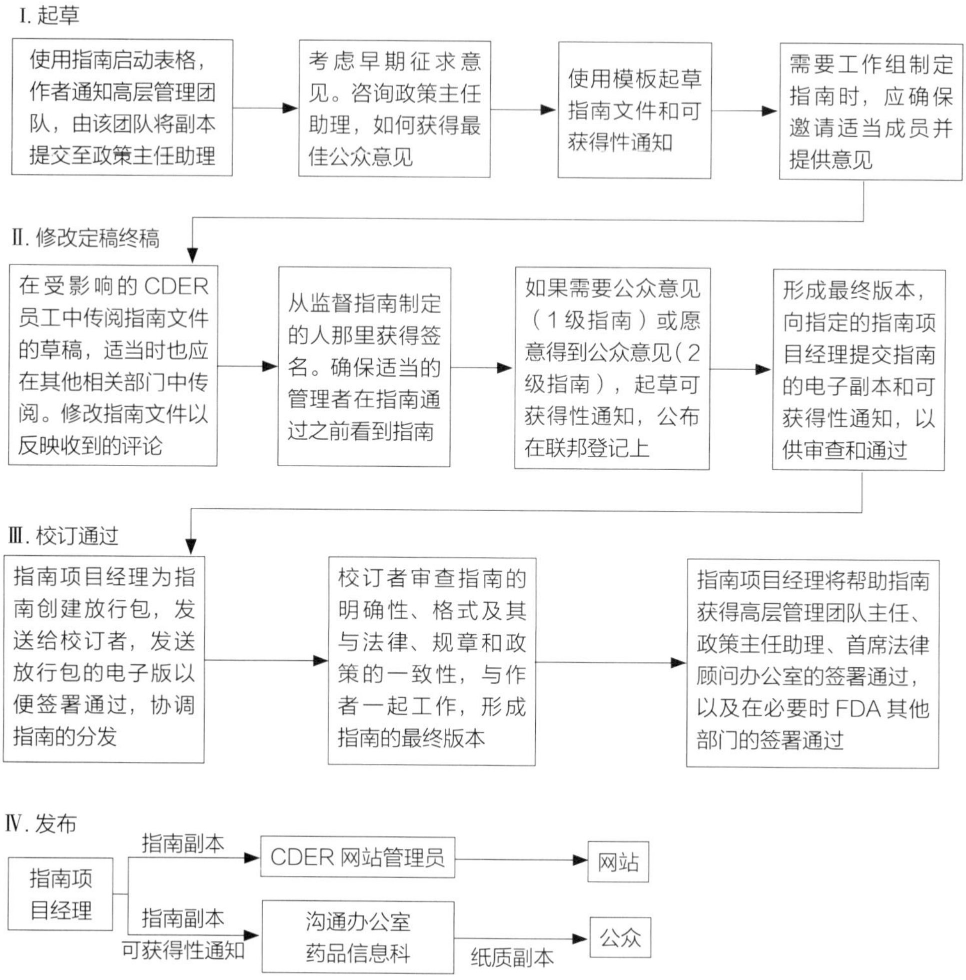

Ⅰ. 起草

| 使用指南启动表格，作者通知高层管理团队，由该团队将副本提交至政策主任助理 | → | 考虑早期征求意见。咨询政策主任助理，如何获得最佳公众意见 | → | 使用模板起草指南文件和可获得性通知 | → | 需要工作组制定指南时，应确保邀请适当成员并提供意见 |

Ⅱ. 修改定稿终稿

| 在受影响的 CDER 员工中传阅指南文件的草稿，适当时也应在其他相关部门中传阅。修改指南文件以反映收到的评论 | → | 从监督指南制定的人那里获得签名。确保适当的管理者在指南通过之前看到指南 | → | 如果需要公众意见（1级指南）或愿意得到公众意见（2级指南），起草可获得性通知，公布在联邦登记上 | → | 形成最终版本，向指定的指南项目经理提交指南的电子副本和可获得性通知，以供审查和通过 |

Ⅲ. 校订通过

| 指南项目经理为指南创建放行包，发送给校订者，发送放行包的电子版以便签署通过，协调指南的分发 | → | 校订者审查指南的明确性、格式及其与法律、规章和政策的一致性，与作者一起工作，形成指南的最终版本 | → | 指南项目经理将帮助指南获得高层管理团队主任、政策主任助理、首席法律顾问办公室的签署通过，以及在必要时 FDA 其他部门的签署通过 |

Ⅳ. 发布

| 指南项目经理 | —指南副本→ | CDER 网站管理员 | —→ | 网站 |
| | —指南副本 可获得性通知→ | 沟通办公室 药品信息科 | —纸质副本→ | 公众 |

图 6-2　1 级指南制定发布的具体步骤

2. 征求意见

在FDA认为，在先的公众参与不可行或者不适当时，它将不就1级指南文件在实施前征求意见，而是在发布实施时征求意见。常见的情形包括：①出于公众健康原因需要即刻实施；②存在新的法定要求、行政命令或法院命令要求立即实施，而且需要指南帮助这一实施生效；③指南文件陈述的是一项并不繁重的政策，且与公众健康一致。

在这种情况下，FDA发布实施该1级指南文件时，将邀请公众评论。如果收到公众评论，FDA将审查这些评论，并在适当时修改该指南文件。

（三）2级指南文件的制定和发布程序

1. 制定和签署通过

根据2级指南文件涉及的问题，FDA可能发布指南文件的草稿并征集公众意见。

2级指南文件将由办公室主任或更高层面的官员签署。具有签署权的官员应当确保指南文件在发布时遵守《良好指南质量管理规范》。如果某指南文件未能遵守《良好指南质量管理规范》，应撤回该文件，并根据《良好指南质量管理规范》的要求，修改后重新发布。

2. 发布和实施

除非额外说明，2级指南将在发布时开始实施。每份新的2级指南文件一经发布，就将被公布在FDA网站上。FDA定期在《联邦登记》上公布所有指南文件的目录。FDA也可能在联邦登记上发布通知，宣布它公布了一份2级指南文件。

3. 征求意见

在发布2级指南文件时，FDA将提供公众评论的机会。如果收到公众评论，FDA将审查这些评论，并在适当时修改该指南文件。如果指南文件被修改为新的版本，那么，将在网上发布这一新版本。

（四）指南文件的审查、修订和撤销

1. 指南文件的审查和修订

FDA定期审查现行指南文件，以确定它们是否需要修订或撤销。当法律或规章发生重大改变时，FDA将审查与之相关的指南文件，并在适当时修订这些指南文件。公众也可随时就指南文件的修订提出建议，但需要说明理由。

2. 指南文件的撤销

指南文件的草稿和最终版本有时会被撤销。对于CDER的指南文件，如果某个人想撤销一份指南文件的草稿或最终版本，他可以向政策主任助理发送电子邮件，解释该指南文件为什么应当被撤销。如果政策主任助理同意撤销，他本人或指定的人会将相应指南草稿和最终文本从CDER的指南网页中移除，并通知适当的人，令其将被撤销的指南列入新撤销/修订的指南目录，该目录可见于CDER的指南网页上。

四、指南文件制定中的公众参与

（一）公众主动参与

1. 提出制定、修改或撤销指南文件的建议

公众可以建议制定指南文件的领域，这些建议应当阐明制定指南文件的必要性。公众可以建议FDA修改或撤销现行的指南文件，建议应当阐明为什么要修改或撤销该指南文件，并在可能时，说明应当如何修改。这些建议应当提交至负责实施指南文件

涵盖的监管活动的中心或办公室。

2. 评论指南计划目录

FDA每年在联邦登记和网上公布未来一年中可能制定或修改的指南文件的主题的目录。公众可以对这一目录进行评论，例如建议其他选择，或者就FDA正在考虑的主题提供建议。

3. 提交指南文件草稿

公众还可以提交拟定的指南文件草稿供FDA考虑。在提交时，应标明"指南文件提交"，提交至文档管理科（HFA-305），5630 Fishers Lane, rm. 1061, Rockville, MD 20852。

4. 评论现行指南

公众可以对任何现行指南提出评论，这些评论应提交至文档管理科。如果指南文件有文档号，评论应当明确指南文件的文档号；如果指南文件没有文档号，评论应包括指南的标题。在文档管理科可以查阅公众评论。

（二）FDA发起的参与

1. 向组织征求意见

在需要制定新的指南或修订指南，或者帮助制定特定的指南文件时，FDA可能向某个政府组织或非政府组织（例如国家公立卫生研究院、消费者组织、行业组织、患者组织、公益组织）征集意见，或接受它们的早期参与。FDA可能参加与这些不同类型组织的会议，以便就制定指南文件的优先事项，了解各方的观点。

2. 举行会议和工作坊

就特定目标领域制定或修订指南文件时，FDA可能举行会议和工作坊，以获得利益相关方的意见。当存在具有高度争议性，或者不同寻常的、复杂的、新科学问题时，FDA可能举行公开的工作坊，来讨论指南的草稿，或者将草稿提交给咨询委员会。

3. 公开征求意见

在起草指南文件之前，FDA可能在联邦登记上发布通知，征求意见。对于1级指南文件，FDA可能在联邦登记上发布一份可获得性通知，宣布可以获得指南文件的草稿；也可能在网站主页的指南文件列表中，公布指南文件的草稿，就草稿公开征求意见。如果FDA认为事先的公众参与是不可行的，也可能仅在发布时征求公众评论。对于2级指南文件，FDA将在发布时征求公众评论。

（三）参与的效果

1. 公众主动参与的效果

就公众主动参与而言，如果某个人提出关于制定、修改指南文件的建议或一份指南文件的草稿之后，FDA同意起草或修改这份指南文件，则他将能参加该指南文件的制定程序。

2. FDA 对公众评论的回应

FDA将审查1级指南文件草稿征求意见收到的所有评论，但在发布指南文件的最终版本时，无需具体回应每一条评论。在适当时，将修改指南以回应评论。FDA也可能在征求意见之后决定另行颁布一份1级指南文件的草稿，并重启征求意见程序。

对于在发布时征求公众评论的1级指南文件和2级指南文件而言，如果收到公众评论，FDA将审查这些评论，并在适当时修改该指南文件。如果指南文件被修改为新的版本，那么，将在网上发布这一新版本。

五、确保遵守《良好指南质量管理规范》

（一）确保公众知悉指南文件

《良好指南质量管理规范》要求FDA使公众保持知悉所有指南文件。FDA将在网站上维持所有现行指南文件的目录，新的指南文件在发布后30日内将被加入该目录。FDA每年将在《联邦登记》上公布指南文件的完整目录，其中将标明，在上一次完整目录公布之后，被加入该目录的和被撤销的指南文件。FDA的指南文件目录将包括指南文件的名称、发布和修订日期，以及关于如何获得文件副本的信息。

（二）确保指南文件遵守《良好指南质量管理规范》

涉及FDA的《良好指南质量管理规范》时，与指南文件的制定、发布或适用相关的所有现任雇员和新雇员都将接受培训。FDA的各个中心和办公室将监控指南文件的制定和发布，以确保遵守良好指南实践规章。

（三）对违反《良好指南质量管理规范》行为的投诉

如果某个人认为，FDA的某个员工没有遵守《良好指南质量管理规范》，或者将指南视为有拘束力的要求，他可以联系发布指南文件的中心或办公室中该员工的上司。如果问题仍不能解决，可以联系更高级别的上司。他也可以联系该中心或办公室的监察专员，寻求协助解决问题。如果他在中心或办公室层面不能解决问题，或者他感觉沿着命令链条不能取得进展，那么，也可以寻求FDA监察专员办公室的介入。

第三节　政策和程序手册

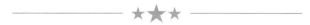

所有办公室、科室、CDER范围内运行的政策和程序将被作为政策和程序手册公布，并将保持有效，直至被修改、重新认可或撤销。管理办公室将监督政策和程序手册体系。

一、政策和程序手册的类别

根据《CDER制定和发布政策和程序手册》（MAPP 4000.1 Rev. 4），可将政策和程序手册大致分为政策类、程序类、政策和程序类、项目描述类四类。这些手册每5年审查一次，审查的结果可能是重新认可、修订或撤销。另外，有部分政策和程序手册是临时性的，在发布实施1年后需进行审查，审查的结果可能被撤销，或被确认。

（一）政策类

政策类政策和程序手册描述的是高层原则或计划，用于指导支持CDER目标的决定和行动。例如，《制定、发布和维护CDER的标准操作规程》（MAPP 4001.1）是政策类政策和程序手册，由管理办公室发布，它规定了标准操作规程的制定、发布和维护，并明确了在选择制定政策和程序手册还是标准操作规程时，应考虑的因素。

（二）程序类

程序类政策和程序手册以文件的形式，记载了CDER或者CDER的办公室或科室完成某些方面工作所需的具体步骤。例如，《外部招募（公务员）》（MAPP 6006.1）是程序类政策和程序手册，由新药办公室发布，它明确了对于新药办公室在招募项目管理和分析员（Program Management and Analysis staff）和管理人员（Management officials）时适用的程序。

（三）政策和程序类

政策和程序类政策和程序手册中包括政策陈述，以及实施该政策的程序。例如，《降低癌症风险药品的临床和咨询审评》（MAPP 6020.13）是政策和程序类政策和程序手册，由新药办公室发布，它描述了新药办公室对降低癌症风险药品的临床咨询审评过程，涉及这些药品的研究用新药申请、新药申请、补充申请的审评。

（四）项目描述类

项目描述类政策和程序手册明确规定并以文件记载CDER团队、项目或委员会的角色、责任和运行程序。《统计政策审议会》（MAPP 6610.1 Rev. 1）是项目描述类政策和程序手册，由转化科学办公室发布。它描述了转化科学办公室下设的生物统计学办公室中的统计政策审议会，这一机构的组织、成员、责任和运行程序。

（五）临时政策和程序手册

临时政策和程序手册是暂时的（通常有效期为发布之日起1年内），且不能公开获得。然而，在CDER的内网上，员工可以获得这些临时文件。创设政策和程序手册的办公室有责任确保它有效。高级办公室或办公室的主任应确保发布在内网上的临时政策和程序手册在1年后得到审查，或者被撤销，或者被通过为正式的手册，并公开发布。

当临时手册被发布在内网上1年之后，每个高级办公室、附属办公室和办公室将尽快审查临时手册，或者将其撤销，或者使其最终生效。因为此前的版本并未公开，临时手册最终生效后，将公布在政策和程序手册网站上，并仍保留原来的编号（无需修订号）。

二、政策和程序手册制定程序的责任分担

（一）领导层的责任

1. 管理主任助理

管理办公室的管理主任助理（Associate director for management）（或指定的人）签发所有政策和程序手册，以确保政策和程序手册的制定和审查遵守既定政策和程序。

2. 监管政策主任

监管政策办公室的监管政策主任（或指定的人）签发所有政策类政策和程序手册，以及政策和程序类政策和程序手册，确保遵守决定的CDER政策。

3. 高级办公室主任或办公室主任

高级办公室主任或办公室主任（或指定的人）确保办公室的所有政策和程序都以政策和程序手册格式成文；确保所有员工理解这些手册与他们工作绩效的相关性；确认所有来自本办公室和附属办公室的政策和程序手册仍然准确、现行有效。

高级办公室主任或办公室主任（或指定的人）签发下列所有政策和程序手册的草稿：①来自本办公室的；②来自其他高级办公室或办公室，但涉及本办公室的；③在

中心范围内有影响的（在高层员工层面签发放行）。

高级办公室主任或办公室主任（或指定的人）指定政策和程序手册的协调人或校订者；根据办公室程序，可能指定作者；确保制定实施计划，包括在发布日期和生效日期之间适当的时间，以便在必要时可能发生实施行为；就现存的新发布的、修订的、重新认可的、撤销的或转发的政策和程序手册与雇员沟通。

（二）CDER政策和程序手册团队

CDER政策和程序手册团队（CDER MAPP Team, CMT, 下称CDER手册团队）负责支持、协调和审查政策和程序手册的制定，维护政策和程序手册体系，发布新的政策和程序手册，将被撤销的政策和程序手册存档。

1. 支持

CDER手册团队支持CDER的政策和程序采用政策和程序手册格式形成文件；在手册的制定、校订和通过中，支持撰写者、校订者和协调人；为没有校订者的高级办公室或办公室提供校订服务；审查拟定的手册与现有机关（例如FDA手册指南专员）的一致性；基于手册对其他办公室的影响，通过为每份手册确定在发起办公室之外的必要的签署通过，来支持手册的制定。

CDER手册团队通过跟踪政策和程序手册的发布日期，常规向高级办公室和办公室报告政策和程序手册的状况，包括那些正值被审查的手册，来支持政策和程序手册中的信息流转；支持沟通策略，以提醒CDER员工现存的新发布的、修订的、重新认可的、撤销的政策和程序手册。

2. 协调

CDER手册团队协调拟订的和修订的政策和程序手册在CDER层面通过，包括向协调人传递收到的评论；协调及时发布新的、修订的、转达的和临时的手册，及时从网站移除被撤销的手册。

CDER手册团队与政策和程序手册协调人一起工作，在重大的新手册发布时确保CDER员工得到提醒；与协调人举行常规的CDER范围内的会议，作为小组共享信息和战略；常规与单个手册协调人沟通，以审查办公室手册的状况。

3. 维护

CDER手册团队维护手册模板，并通过培训使用者为他们使用提供便利；维护手册编码体系；维护手册团队分享站点，提供所有草稿和现行手册的状态，宣布新发布或修改的手册；根据国家文档和记录管理局（NARA）的指南，维护在Documentum中所有归档的手册的副本；维护CDERMAPPTeam@fda.hhs.gov邮箱的邮件，并监控与手册有关的通信。

（三）政策和程序手册协调人

政策和程序手册协调人（MAPP Coordiantor，下称手册协调人）是所有手册在高级办公室或办公室中制定、重新认可、修改、移交和撤销程序的联系人。

手册协调人帮助高级办公室或办公室管理，采用政策和程序手册的格式，以文件记载办公室的政策和程序；为所有手册建立办公室放行程序，包括文件放行的步骤，以及获得高级办公室或办公室主任（或指定的人）的许可。

在开始制定手册时，手册协调人向CDER手册团队提交手册启动表格，讨论适当的格式和放行程序，就提交的手册草稿获得手册编号；根据需要，通知CDER手册团队手册草稿的制定状态、实施计划和放行程序；为手册草稿的制定和放行提供便利，包括协助作者使用手册模板，在必要时计划实施活动；参加手册协调人会议；协调作者和校订者，兼顾来自CDER目标事务专家对手册草稿的评论，参考来自高级办公室和办公室的意见。

手册协调人为在CDER层面签发，而向CDER手册团队提供高级办公室或办公室层面签发的手册；向作者提供CDER手册团队在签发过程中获得的CDER层面的评论，以便将这些评论整合到手册草稿中；与CDER手册团队常规联系，以审查办公室手册的状态；更新CDER手册团队关于手册的状态，包括放行、撤销、重新认可和转发，为手册团队提供适当的文件；协调办公室内部的每份手册至少5年应审查一次，以确保手册是可用的。

（四）撰写者

撰写者（author）使用适当手册模板起草手册；在需要时，应咨询协调人和手册团队，以确保手册草稿的适当格式和放行路径；为制定手册，在需要时，撰写者应咨询发起办公室内部和外部的适当的目标事务专家；如果在手册制定中涉及工作组，撰写者应确保受影响的办公室在工作组中均有代表。

撰写者与手册协调人和手册校订者（可用时）协调和兼顾对手册草稿的意见，这些意见可能来自目标事务专家，以及手册中提到的上级办公室、附属办公室或办公室；向手册协调人提供手册草稿，由协调人发送给校订者（手册团队或上级办公室或办公室的校订者），以便根据CDER风格指南校订；与手册协调人一起工作，按照办公室程序，使手册在办公室或附属办公室层面通过。

（五）校订者

校订者（editor）负责校订其上级办公室或办公室的手册草稿，使用CDER风格指南，根据办公室程序协助手册放行；与手册协调人和手册作者协调和兼顾对手册草稿的意见，这些意见可能来自目标事务专家，以及手册中提到的高级办公室、附属办公室或办公室。

三、政策和程序手册的制定、发布和审查程序

政策和程序手册放行流程见图6-3。

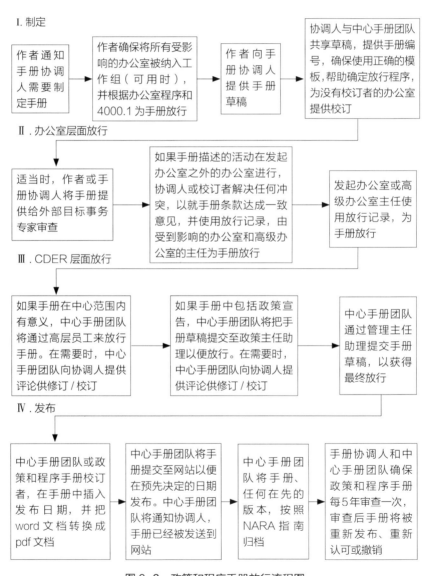

图 6-3　政策和程序手册放行流程图

（一）制定

1. 起草

作者使用政策和程序手册启动表格通知协调人需要制定手册，手册的撰写采用适当的手册模板，这些模板可以在CDER手册团队共享站点和手册工具箱中找到。在起草过程中，作者、目标事务专家和协调人将采用合理步骤就手册的内容达成一致。手册的撰写和校订均需遵守CDER风格指南（CDER Style Guide）。

2. 编号

每个高级办公室和办公室都被指定一定范围的编号。基于可获得的接近于类似主题的已公布手册的编号，手册团队将为每份手册在这一范围内指定一个识别号。这一编号体系包括三部分：①首字母缩略词 MAPP；②在发起办公室编号范围内的四位数字；③序列号，在小数点后（.X）。如果手册是此前发布的手册修订后的，修订号码将随即列在编号后面（例如MAPP 4000.1 Rev. 4）。

（二）放行

1. 办公室层面放行

在手册制定开始时，手册协调人应联系CDER手册团队讨论格式和放行，并获得手册的编号。对于涉及不止一个高级办公室的手册，在放行记录表格中需描述某些实施活动，诸如通知员工或培训，在手册公布和生效日期之间的时间延搁，以准许相关科室贯彻实施活动。

手册的草稿将先由高级办公室、附属办公室、手册涉及的办公室，使用放行记录表格放行。然后，手册将由发起办公室的主任使用放行记录表格放行。最后，手册协调人将把被放行的手册和放行记录表格提交至CDER手册团队，以获得CDER层面的放行。

2. CDER 层面放行

手册团队将使用CDER放行表格，把影响CDER运行的手册提交给负责放行的高级官员，放行的时限为收到后10个工作日。高级官员可能要求延长时限。如果到截止日期没有回应，则表明高级官员同意手册和拟订的实施计划。

CDER手册团队将把政策和程序类手册以及政策类手册，提交至监管政策办公室的监管政策主任以便放行。手册团队将把所有手册提交至管理主任助理以获得最终放行。

（三）发布

CDER手册团队或校订者，在手册中插入发布日期，并将word文档转换成PDF文档。CDER手册团队将手册提交至网站以便在预先决定的日期发布，该团队将通知协调人，手册已经被发送至网站；该团队还负责将手册及在先的版本，按照NARA指南归档。

（四）审查和重新认可

1. 审查和评估

CDER每个高级办公室、附属办公室和办公室都将至少以每5年为周期，对现行的政策和程序手册加以评估，以确保它们依然有效，并反映了办公室和CDER的使命。审查的结果可能是重新认可、修订或撤销。CDER手册团队将提前1年提醒办公室，需要评估。CDER办公室和科室将持续评估现行的政策和程序，以确保它们以政策和程序手册的格式行文。

2. 重新认可

在每5年一次的评估后，高级办公室或办公室可能重新认可手册，认为其继续反映现行的CDER政策和程序，方式是与CDER手册团队签署重新认可备忘录。由CDER手册团队在政策和程序手册的脚注中，插入重新认可的时间。

（五）修订

1. 修订

在需要实质性更新时，高级办公室和办公室将修订手册。修订的手册适用与新手册相同的放行程序。修订的手册将以同一题目（或者同一目标事务）取代此前的版本。CDER手册团队将为修订的手册指定与此前版本相同的编号，并将在编号之后列明修订的版本。例如，MAPP 4000.1 Rev. 4即MAPP 4000.1第4次修订的版本。

在手册每一页的左下角脚注中，CDER手册团队将以加删除线的格式，注明政策和程序手册所有此前版本的生效日期。例如，MAPP 4000.1 Rev. 4左下角标明了所有版本的生效日期，~~4/22/96; 9/24/96; 3/17/06; 9/26/11~~, 09/19/14。

在手册末页的改变控制列表中，高级办公室和办公室将以编码清单的方式提供手册修订中的重大改变。例如，在MAPP 4000.1 Rev. 4的改变控制列表中，就列出了4次修订的重大改变（表6-2）。

表6-2　MAPP 4000.1 Rev.4 修订内容列表

生效日期	修改编号	修改
4/22/96	初始	——
9/24/96	Rev. 1	增加了关于临时政策和程序手册的政策；明确了新的政策和程序手册类别
3/17/06	Rev. 2	1. 改变了大量定义和责任； 2. 将CDER范围内的放行时间由15天缩短为10天； 3. 附有模板和材料索引； 4. 在互联网上增加政策和程序手册的截图
9/26/11	Rev. 3	1. 反映管理办公室对于政策和程序手册体系的职责； 2. 为政策和程序手册的修订、重新认可和撤销建立指南； 3. 要求政策和程序手册每5年重新认可； 4. 修改了冲突解决和放行程序； 5. 更新了概念、责任和模板； 6. 增加了6个参考文献
9/19/14	Rev. 4	1. 更新了参考文献目录； 2. 用Sharepoint网站取代了参考文献中的eRoom； 3. 为影响一个以上高级办公室的政策和程序手册制定实施计划（活动和时间）确立了新的责任和步骤

2. 非实质性修订

CDER的办公室可能在任何时间建议对现行政策和程序手册进行非实质性修订，这类修订不要求正式放行程序。校订者、协调人或CDER手册团队将确认非实质性修订，由CDER手册团队将改变提交至网站团队用于发布。非实质性修订的例子包括联系人信息、办公室名称、网站地址、格式的修正和排印错误。

（六）移交和撤销

1. 移交

如果一个办公室发展重组，手册可能从一个办公室被移交给另一个办公室。这要求移交和接受的办公室双方的主任签字同意。高级办公室将放行下设附属办公室的手册移交。被移交的手册将获得由接受移交的办公室赋予的新的编号。

2. 撤销

由发起办公室的主任签署正式的备忘录，在咨询其他高级办公室、附属办公室和手册中提及的办公室之后，高级办公室或办公室将撤销过时的手册。高级办公室将准许撤销附属办公室发起的手册。CDER手册团队将提醒CDER网站团队，移除被撤销的手册。

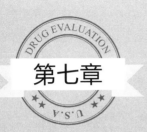

第七章 完善我国药品审评制度的建议

一、推动药品审评核心理念的变革

（一）美国药品审评的核心理念

　　美国药品审评的核心理念是质量、效率、明确性、透明度、一致性。美国食品药品管理局在药品审评、审评程序、管理和决策中，寻求最高水平的质量。程序的效率不能以牺牲质量为代价。审评结论、预期和决定基础的明确性支持审评效率，并要求精确审评和有效沟通。透明度确保审评人员和申请人持续了解审评的计划和进展。在不同审评部门和办公室之间，在不同的审评与研究中心之间，因遵循相同的审评质量管理规范和技术指南，而实现程序的一致性。药品审评的所有程序和机制都围绕着这些核心理念展开。例如，通过专家咨询确保审评的质量；通过加速程序提高审评的效率；通过沟通交流机制确保审评的明确性和透明度；通过制定和及时修订政策性文件并监督这些文件的遵守和实施，确保审评的一致性。

（二）中国药品审评的核心理念

　　根据《药品注册管理办法》（2007）的相关规定，我国药品审评的目标在于，确保上市销售药品的安全、有效和质量可控。药品注册审评遵循公平、公正、公开的原则。国家鼓励研究创制新药，对创制的新药、治疗疑难危重疾病的新药实行特殊审批。为践行上述原则和理念，国家药品审评中心对药品注册实行主审集体负责制、相关人员公示制和回避制、责任追究制，并在药品审评中心网站公开药品注册申报受理、审评过程和审评结果等信息以及12个新药的审评报告；颁布实施了《新药注册特殊审批管理规定》（2009），规定了特殊审批的申请程序和相应的沟通交流等事项。

（三）可能的改革方向

　　《国务院关于改革药品医疗器械审评审批制度的意见》（国发〔2015〕44号）提出，在药品审评制度改革中，应提高审评审批的质量和透明度，鼓励研究和创制新药，解决注册申请积压，提高仿制药质量。《国务院办公厅关于进一步改革完善药品生产流通使用政策的若干意见》（国办发〔2017〕13号）重申，新药审评应突出临床价值；加快解决药品注册申请积压问题；优化药品审评审批程序，对临床急需的新药和短缺药品加快审评审批；全面公开药品审评审批信息。在新颁布的《"十三五"国家药品安全规划》中指出，深化审评审批改革，要持续深化"放管服"改革，寓监管于服务之中，优化程序、精简流程、公开透明，完善科学监管机制，提升监管效率和水平。

从这些文件中可以读出，质量、效率、公开透明、鼓励创新这些理念事实上已经引入我国的药品审评工作之中。未来药品审评制度改革中，所有的程序设计和机制设计，所有的审评规范和技术指南，都应围绕这些理念展开。

二、调整和优化药品审评部门的组织架构和科室设置

（一）优化药品审评相关部门的组织架构

1. 美国药品审评相关部门的组织架构

美国食品药品管理局与药品审评相关的部门主要包括药品审评与研究中心、生物制品审评与研究中心、监管事务办公室。其中药品审评与研究中心、生物制品审评与研究中心分别负责药品和生物制品的上市申请受理、审评和决定；监管事务办公室负责许可前生产设施检查、临床研究调查和样本的分析检验。在这样的体制下，药品和生物制品审评的主要环节（受理、审评和决定）相对集中于药品审评与研究中心、生物制品审评与研究中心，提高了工作的专业性和管理的集中度（图7-1）。

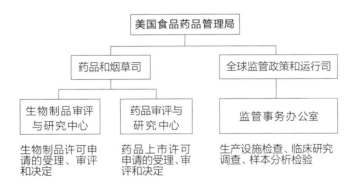

图 7-1　美国食品药品管理局与药品审评相关机构的组织架构与分工

2. 我国药品审评相关部门的组织架构

国家食品药品监督管理总局与药品审评相关的部门包括：行政事项受理服务和投诉举报中心、药品审评中心、中国食品药品检定研究院、食品药品审核查验中心、药品化妆品注册管理司。行政事项受理服务和投诉举报中心负责申请材料的形式审查；药品审评中心负责上市申请的技术审评；食品药品审核查验中心负责药品注册现场核查相关工作，开展药物研究、药品生产质量管理规范相关的合规性核查和有因核查；药品化妆品注册管理司决定是否批准药品的生产和上市。其中，行政事项受理服务

和投诉举报中心、药品审评中心、中国食品药品检定研究院、食品药品审核查验中心均为国家食药总局下设的直属单位，分别向国家食药总局报告工作，只有药品化妆品注册管理司是国家食药总局的一个部门。在这样的组织架构之下，药品审评的全过程（受理、审评、检验、核查、决定等环节）涉及多个直属单位和部门，直属单位和部门之间的沟通和衔接不畅，影响了审评的效率（图7-2）。

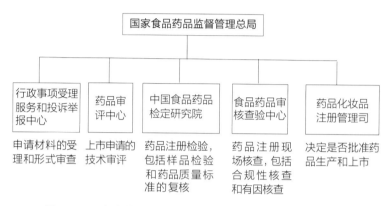

图 7-2   国家食药总局与药品审评相关机构的组织架构与分工

3. 可能的改革模式

当前，行政事项受理服务和投诉举报中心、药品审评中心、中国食品药品检定研究院、食品药品审核查验中心是平级单位，单位之间的沟通和衔接不畅。可以考虑借鉴美国集中管理的经验，提高药品审评中心的行政级别，将其他单位整合于药品审评中心的领导之下，使受理、审评、检验和核查机构都处于药品审评中心的管理之下，形成以药品审评为核心的集中管理机构。除了进行机构整合之外，还需要明确各单位的权力边界、跨单位工作流程和沟通协调机制，改善单位之间的协调和衔接，才能提高审评效率，保证药品全生命周期监管的有序开展。

（二）调整药品审评中心内部审评部门的设置

1. 美国药品审评部门的设置

美国药品审评与研究中心下设新药办公室，负责新药审评。新药办公室下设6个审评办公室，分别对各类不同适应证的新药进行审评。换言之，审评部门是根据药品的不同适应证设置的（图7-3）。

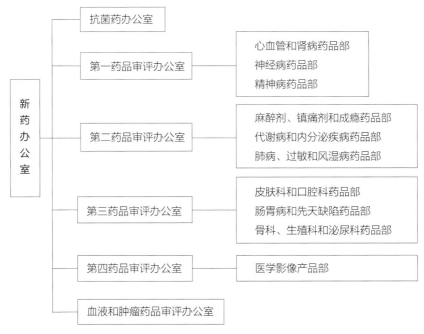

图 7-3　美国新药办公室组织结构图

美国生物制品审评与研究中心下设的审评部门是按照产品类型设置的，分别为血液研究与审评办公室，疫苗研究与审评办公室，细胞、组织和基因治疗产品办公室。各自负责血液和血液制品，疫苗，细胞、组织和基因治疗产品的审评。

2. 我国药品审评部门的设置

我国国家药品审评中心的审评部门是主要根据专业和产品类别设置的，按照药学、临床、药理毒理、生物统计专业，分为：化学药学一部、化学药学二部、生物制品药学部、中药民族药药学部，化药临床一部、化药临床二部、中药临床药学部，药理毒理学部，生物统计学部。如果药品审评中心审评某种新药的上市申请，将由业务管理部派发任务，由各专业进行平行审评，药学部分、临床前研究、临床研究分别由药学、药理毒理、临床专业进行审评。由于药学、临床、药理毒理和生物统计多专业平行审评，在审评过程中，各专业之间缺乏沟通和项目协调，在一定程度上妨碍了各方意见的及时汇总，也妨碍了对药品安全性和有效性的综合评价（图7-4）。

3. 可能的改革方案

在2016年，药品审评中心以肿瘤适应证团队为试点，由临床、药学、药理毒理、统计等多专业审评人员与项目管理人员共同组成审评团队，实现了多专业审评、综合评价与集体决策。

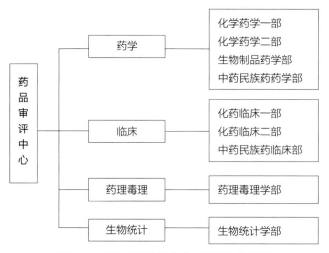

图 7-4　国家药品审评中心审评部门的设置

在未来，我国国家药品审评中心内部审评部门的设置或可改革。在现有的适应证团队和项目管理的基础上，将化学药品审评部门按照适应证分组，每组均应包括药学、临床前研究、临床研究、生物统计学专业的审评员；生物制品审评部门按照产品类型分组，每组也均应包括药学、临床前研究、临床研究、生物统计学专业的审评员。在科室的设置上应充分考虑专业性和整体工作效率，使审评员得到有效配置，充分利用现有的人力资源。

（三）强化药品审评中心内部的支持部门

1. 美国药品审评机构中的支持部门

美国药品审评机构内部实现了审评部门与支持部门的分别设置。以药品审评与研究中心为例，核心部门是新药办公室和仿制药办公室，承担对上市申请的审评工作，药品质量管理部门、政策法规制定与监管部门、专业支持部门、行政支持部门等其他部门为核心部门提供全方位的支持。审评办公室与非审评办公室分工明确，实现了专业技术审评与支持性工作的分离。非审评办公室从科学技术研究、行政管理、政策文件的制定等方面为药品审评工作提供支持（图7-5）。

2. 我国药品审评机构中的支持部门

应该说，在我国国家药品审评中心内部，也已初步实现了审评部门与支持部门的分别设置。其中，审评部门按照学科设置，支持部门包括人力资源与信息部、研究与评价部、保障部、业务管理部（图7-6）。

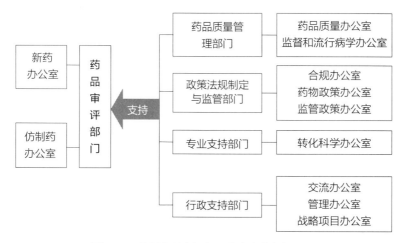

图 7-5 美国药品审评与研究中心的部门设置

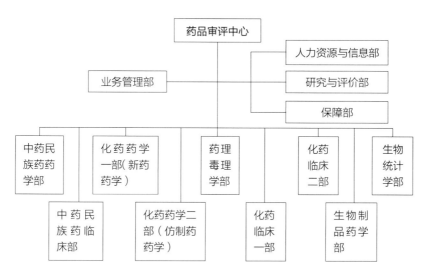

图 7-6 国家药品审评中心组织结构图

3. 可能的改革方向

美国药品审评与研究中心整合了药品审评、政策法规制定、药品质量管理等职能，有利于药品监管体系的一体化发展，有利于药品监管职能的协同和整合。目前，国家药品审评中心由研究与评价部负责组织开展业务规范的制定和修订工作，鉴于审评规范对药品审评工作的重要指导和规范作用，或可考虑设立单独的审评规范制定部门，负责组织审评规范的制定、修订和及时更新。

三、改善药品审评的绩效

（一）提升药品审评的资源配置

1. 美国药品审评机构的资源配置

美国自1992年颁布实施《处方药使用者付费法》以来，药品审评绩效明显提升，使用者费用在药品审评活动的资金来源中所占比例日渐增加，自2013财年—2015财年，已经稳定在70%左右，成为药品审评的主要资金来源。在这些费用的具体支出中，人员的薪资福利占了很大份额。例如，在2014财年和2015财年，人员薪资福利均约占总支出的59%。简言之，在美国药品审评中，审评费用是药品审评的主要资金来源，且有相当大的比重用于人员的薪资福利。与充裕的资源配置相应的，近年来美国药品审评绩效目标完成较好，2016年，药品审评与研究中心有95%的新药许可审评实现了《处方药使用者付费法》规定的目标日期，95%的新药在第一轮获得许可。

2. 中国药品审评机构的资源配置

2015年5月，国家食品药品监督管理总局发布了《药品医疗器械产品注册收费标准和实施细则》，大幅提高了药品注册费用。但按照现行的财务制度，注册收费收入金额完全上缴国库，开展审评审批工作所需经费通过同级财政预算统筹安排。换言之，注册费用的增加并未直接用于优化审评机构的资源配置。

国家药品审评中心人员数量有限，以2015年为例，我国药品审评中心仅有约400名员工，共完成注册申请审评9601件，人均年审评24个受理量。虽然药品审评中心通过多渠道扩增审评力量，招聘聘用制审评员51人，组织形成省（市）局挂职团队6个共95人，但审评任务的积压量仍有1.6万之多。

3. 可能的改革方向

随着药品注册费用的大幅提高，药品监管部门应与财政部门协调，根据审评需求设定预算目标，公开透明地利用这部分新增经费。药品审评中心在合理使用经费的基础上，还应设定年度财政预算和相应的审评目标，确保增加的经费用于加快和优化药品审评。

尽管审评任务积压量在2016年底已降至近8200件，但药品审评中心人力资源不足的问题仍然存在。未来仍应努力增加药品审评中心人员编制，适度增加药品审评中心规模，进一步引入聘任制人员，为审评人员提供更有竞争力的待遇，以吸引具有更丰富经验、学识和资历的人加盟药品审评队伍。

（二）恪守药品审评的时限要求

1. 美国药品审评的时限要求

在美国，药品审评的时限是由法律规定的。在1992年《处方药使用者付费法》中，将优先审评和标准审评的时间分别规定为6个月和10个月。在《食品药品管理局安全和创新法》（2013）中，延长了新分子实体和新生物制品申请的审评时限，分别为优先审评8个月，标准审评12个月，其他许可申请审评时限不变。除立法之外，美国食品药品管理局还在审评指南中，明确了新药审评程序具体的时间框架，即提交、计划审评、进行审评、做出决定和决定后反馈这些具体步骤的时间节点。在《处方药使用者付费法》年度绩效报告中，中间许可时间也是三大主要绩效指标之一。由图7-7可见，2010年—2014年，立卷的全部新药申请和生物制品申请许可的中间许可时间与法定时限大体相当。

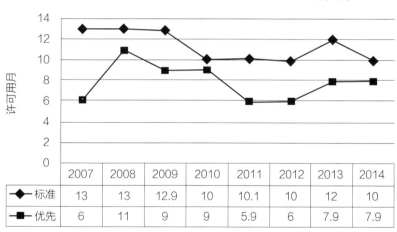

立卷的全部新药申请和生物制品申请许可的中间时间

	2007	2008	2009	2010	2011	2012	2013	2014
◆ 标准	13	13	12.9	10	10.1	10	12	10
■ 优先	6	11	9	9	5.9	6	7.9	7.9

图 7-7 2007 年—2014 年立卷的全部新药申请和生物制品申请的中间许可时间

2. 中国药品审评的时限要求

我国《中华人民共和国药品管理法》和《中华人民共和国药品管理法实施条例》中并未规定药品审评的时限。在《药品注册管理办法》（2007）第十三章中，规定了药品注册检验和技术审评的时限，并有关于特殊审批程序的单独规定，例如第一百五十二条规定，新药生产的技术审评时间为150日；获准进入特殊审批程序的品种则为120日。在2016年国家食药总局公布的《总局关于解决药品注册申请积压实行优先审评审批的意见》中，对于优先审评对启动技术审评、等候检查、等候注册检验的时限均作了明确规定。就国家药品审评中心近年来的年度审评报告来看，尚未将审评时间作为绩效指标，仅从年度积压的审评数量，可以推断，大量申请未能在规定时限内完成审评。

3. 可能的改革措施

在未来，药品审评机构应致力于恪守药品审评的时限。在本轮《中华人民共和国药品管理法》修改中，明确规定药品审评的时限；制定相关的技术指导原则，结合各类审评任务的目标时间，细化药品审评各个步骤的具体时间框架，为审评人员的工作提供更为明确的指引，也使得申请人对药品审评的进展有更明确的预期。根据审评任务和审评资源的实际情况，还可考虑将各类审评任务在规定时限内的完成情况作为药品审评中心进行绩效考核的指标，并上网公布，以便公众监督。

四、优化药品审评中的加速程序

（一）细化关于加速程序的管理规范和技术指南

1. 美国药品审评加速程序的文件体系

美国药品审评采用的加速程序主要有四种：快速路径、优先审评、加速许可、突破性治疗认定。《食品药品管理局安全和创新法》（FDASIA）要求FDA制定对突破性治疗、加速许可和快速路径药品的描述，并向医生、患者组织、制药公司和生物技术公司和其他适当的人散发。在FDA的相关规章、审评指南、政策和程序手册中，详细规定了它们的认定标准、申请和认定程序、审评团队成员的具体分工、审评团队-申办者会议的安排等，为申办者和审评人员提供了明确的导引。

2. 中国药品审评加速程序的相关规定

在中国药品审评中，类似于美国的加速程序设计主要是优先审评。优先审评适用的主要管理规范是国家食药总局于2016年2月公布的《总局关于解决药品注册申请积压实行优先审评审批的意见》。自该文件公布至2017年1月，国家药品审评中心已公布十二批纳入优先审评程序的药品注册申请。相关的技术指南仅有《临床急需儿童用药申请优先审评审批品种评定的基本原则》，《实施优先审评如何确定申请人的原则》和《"首仿"品种实行优先审评评定的基本原则》征求意见后尚未正式公布。

3. 可能的改革方向

随着在优先审评工作中积累的经验日渐丰富，可考虑由国家药品审评中心就相对成熟的治疗领域，例如抗肿瘤药品的优先审评认定等，制定更多更详尽的审评规范和技术指南，明确规定优先审评的认定标准、申请程序、审评团队内部的职能分工、沟通交流会议的具体安排，明确审评机构如何利用审评资源为优先审评的药品提供系统性支持，这也有助于药品审评中心不同部门在审评活动中保持一致性。在技术指南制定过程中，还应注意体现进入优先审评程序的新药申请和仿制药申请程序设计的差异化，以便对创新药研发提供更充分的激励。

（二）拓宽药品审评加速程序的适用范围

1. 美国药品审评加速程序的适用范围

美国药品审评加速程序适用于研究用新药申请、新药申请、新生物制品申请和疗效补充申请的审评，这些药品用于治疗严重或危及生命的疾病、特定的感染、罕见病等疾病，且没有可用治疗，或非临床数据或临床数据证明，它们与可用的治疗方法相比，可能实现实质性改善或其他重要临床利益。在2016年美国许可的22种新药中，有16种使用了某种或某几种加速程序。

2. 中国药品优先审评的适用范围

我国优先审评的适用范围包括：新药申请；防治下列疾病且具有明显临床优势的药品注册申请，包括艾滋病、肺结核、病毒性肝炎、罕见病、恶性肿瘤、儿童疾病、老年人特有和多发的疾病；仿制药注册申请；申请人在美国、欧盟同步申请并获准开展药物临床试验的新药临床试验申请；专利到期前3年的药品临床试验申请和专利到期前1年的药品生产申请等。例如，在2016年12月公示的第十二批32项拟纳入优先审评程序的药品注册申请中，有12项为仿制药上市，11项为新药上市，9项为新药临床试验，涉及的治疗领域包括艾滋病、罕见病、儿童疾病等。

3. 可能的改革方向

目前我国优先审评主要用于解决仿制药注册申请积压问题，待这一问题得到解决后，可以考虑拓宽适用优先审评的药品的治疗领域，在现行对治疗特定严重疾病的药品具体列举之外，设置"其他严重的或危及生命的疾病"这样相对宽泛的规定，防止研发资源过度集中于特定严重疾病，使更多严重疾病获得研发者的关注。

目前在临床试验申请中，优先审评仅适用于在美国、欧盟同步申请并获准开展药物临床试验的新药临床试验申请和专利到期前3年的药品临床试验申请。未来可考虑将其适用范围拓展至所有适格的临床试验申请，在某种意义上，类似于创设美国的突破性治疗认定。利用现行的沟通交流机制，将在临床试验申请阶段即表现出具有明显临床优势潜力的药品，认定为适用优先审评的药品，使得药品审评中心能够尽早介入研发过程，为其提供更有效率的全面指导。

（三）加强审评机构对适用加速程序的药品研发项目的指导

1．美国药品审评加速程序的特点

在美国药品审评加速程序中，对药品研发项目开展早期的全面指导。例如，对获得突破性治疗认定的药品，在临床研究期间，就通过多次审评团队–申办者会议，以及与申办者的电话会议、电子邮件等非正式沟通方式，及时交换信息，并解决程序、监管和科学问题。跨学科项目主管和监管项目经理分别作为研发项目的科学联系人和监管联系人，协调相关问题，组织相关会议；相关附属办公室和高级办公室的主任随时关注审评情况，并在必要时提供指导。此外，在新药申请阶段，还可能适用滚动审评、优先审评等灵活机制。但在这些药品申请上市许可时，仍需适用严格的法定许可标准。这体现了药品审评中的严格性与灵活性的结合。

2．中国药品优先审评的特点

对于列入优先审评的新药临床试验申请，药品审评中心将安排申请前会议、Ⅰ期、Ⅱ期临床试验完成后的沟通会议，与申请人进行沟通交流。对于列入优先审评的药品注册申请，除安排申请前会议之外，启动技术审评的时间，在技术审评完成后，申请人等候现场检查及检查结论的时间，以及等候样品检验结论的时间，也均较标准审评有明显缩短。除沟通交流会议之外，药品审评中心还为申请人提供网络咨询。

3．可能的改革方向

药品审评机构与申请人各自有不同的信息优势。在上市申请提交前，审评所需的全部主要信息由申请人掌握，如果申请人能尽早提供相关信息，审评员可以基于过去的集体经验为临床试验的设计和分析计划提供反馈，识别问题和困难。在现行的沟通交流机制中，沟通会议需经申请人申请，在未来，应为列入优先审评的新药临床试验申请尽早建立沟通计划（包括由药品审评中心主动发起的沟通交流会议安排），以便及时与申请人进行沟通交流和信息共享，使得列入优先审评的药品在研发阶段就能切实得到药品审评中心的有效建议和帮助，这也将为研发者提供更明确的激励。

五、改良药品审评的机制设计

（一）专家咨询

1．美国药品审评中的专家咨询

咨询委员会在美国药品审评决策过程中发挥着重要作用。通过让消费者代表、患者代表和行业代表作为咨询委员会成员，准许更广泛的利益相关者参与咨询委员会会议，提供了多方交换意见的场所，有助于形成更为理性的决定。通过咨询委员会成员的提名和遴选程序公开、会议公开和会议资料公开，既使审评专家接受同行监督，也使公众获知更多的药品审评信息，有助于提高审评程序的公开性和透明度。

2. 中国药品审评中的专家咨询

目前，我国药品审评专家库的推荐和遴选，由各专家子库各牵头国家食药总局各司局或直属单位组织其他相关业务司局和直属单位开展，并负责对申报者的资格进行审查，提出建议名单。人事司负责复核，并将专家候选人主要信息在总局网站公示。专家候选人由单位或相关协会（学会）或其他组织推荐产生。从国家药品审评中心关于咨询会议的新闻看来，每月举行的咨询会议仅有咨询专家和申请人参加，并非公开举行的。不仅如此，在药品审评中心的相关新闻中仅公告了会议的时间、地点和讨论的药品品种，并未涉及讨论的内容和结论。

3. 可能的改革方向

2017年3月国家食品药品监督管理总局颁布了《药品注册审评专家咨询管理办法》（试行）（2017年第27号公告）。该办法第五章规定了两类咨询会议，其中专家公开论证会公开举行，专家咨询会不公开举行。该办法第二十九条还规定，可以根据需要邀请患者代表列席参与专家公开论证会。该办法在咨询会议的公开和公众参与上，有一定进步。但现行专家遴选程序公开程度较低，会议资料公开范围也相当有限，未来仍有待于提高公开程度，扩大公开范围，以便咨询委员会的讨论更为公开和透明，在药品审评中发挥更为积极的作用。

（二）沟通交流

1. 美国药品审评中的沟通交流

在美国药品审评中，FDA与申请人沟通交流的形式包括信息要求、函、正式会议、审评状态更新等。在相关的审评指南中，不仅明确规定了在不同的时间节点使用的沟通交流形式，还规定了沟通的具体内容：例如，在新药申请提交前会议中，应就拟提交申请的完整内容达成一致意见；在立卷通知函（第74日函）中，应传达立卷审评问题；在中期会议后2周内，由监管项目经理电话通知申请人审评状态更新，包括后期会议的日期、主要安全问题的信息等。审评人员与申请人之间的任何沟通都由监管项目经理管理和记载。及时有效的沟通交流不仅有助于提高审评活动的效率，还有助于增加审评活动的透明度。

2. 中国药品审评中的沟通交流

2016年6月，国家食药总局颁布了《药物研发与技术审评沟通交流管理办法（试行）》，规定了申请人申请举行会议的时间节点，应提交的基本信息和资料，会议申请的提出与商议、会议的准备、召开、延期或取消。从2016年6月至2017年2月，国家药品审评中心组织召开沟通交流会议达122次。现行关于沟通交流会议的规定已经与美国正式沟通会议的相关规定接近，但对于其他沟通交流形式的规定相对缺失。这既不利于审评人员与申请人之间的信息共享，也在一定程度上影响了申请人对审评进展的了解。

3. 审评机构可能的改革措施

在审评人员与申请人之间的沟通交流，既可以让申请人充分披露它所掌握的药品研发的基本信息，又可以将审评人员关注的问题有效详尽地传达给申办者，有助于申请人更完整地理解监管要求，及时纠正存在的问题，增加第一轮许可的机会。未来除应鼓励申请人适时申请举行沟通交流会议之外，还应细化关于信息要求、函、审评状态更新等其他沟通交流形式的规定，以便申请人及时了解审评活动的进展，知悉后续的审评工作安排，进行必要的配合，提高审评活动的透明度，同时，提高监管决定的可接受性。

（三）审评机构内部争议解决

1. 美国药品审评中的内部争议解决

美国药品审评中，为了确保审评人员的不同意见得到充分表达和考虑，在学科、科室、办公室、高级办公室、审评中心、局各个层级设计了多种内部争议解决机制，包括平等发言机制、管理链条中的科学/监管争议解决程序、不同专业意见程序、局科学争议解决程序。审评中心层面的不同专业意见程序仅限于涉及有重大公众健康影响的监管决定或政策决定，且常规内部争议解决程序不能解决问题时，才能启动。发起人在收到审评中心的意见后，仍认为争议没有得到充分解决，应适时申请启动局科学争议解决程序。在审评中心层面的不同专业意见程序中，由特设审查小组进行审查；在局层面的科学争议解决程序中，由局科学争议程序审查委员会审查。

2. 中国药品审评中的内部争议解决

《药品审评中心技术审评决策路径管理规范（试行）》中规定，当专业层面、部长层面、中心层面在技术审评中产生决策冲突时，上一决策层有权对下一决策层的技术审评报告进行修订或另行起草技术审评报告，但应说明情况，并保留下一级的技术审评报告，当审评结论等重大决策事宜调整后，还应再提交至更高层面进行审核。简言之，在出现决策冲突时，上级对下级的技术审评报告有权修订或另行起草，重大决策事宜调整则需要更高层面审核。

3. 可能的改革方向

在药品审评中，应致力于维护这样的工作环境：即使某些员工与主流的观点不一致，与管理决定或政策立场不同，或者对拟定的或长期存在的实践规范提出异议，仍鼓励他们说出自己的专业判断。当前我国药品审评中，对于重大问题、共性问题、疑难问题，进行集体讨论决策，在某种程度上，这不利于确保个别审评员的不同意见得到充分表达和考虑。在出现决策冲突，由上级修订或另行起草审评报告，也不利于科学争议得到充分和公开的审查。未来或可考虑建立由审评中心各部部长组成的审查小组，或利用现有的部长联席会议制度，在出现决策冲突时，对冲突进行审查。

（四）申办者与审评机构之间的争议解决

1. 美国药品审评中的外部争议解决

在美国药品审评中，如果申办者对FDA就涉及使用者费用的产品申请做出的决定有异议，且关系到在科学上和/或医疗上具有重要意义的事务，例如，完整回应函（拒绝上市申请），研究用新药申请的临床中止等，那么，申办者可以提起申诉程序（正式争议解决程序）。申办者可能沿着管理链条，向适当的办公室主任、审评中心副主任、审评中心主任，直至美国食品药品管理局局长逐级申诉。对于申诉应做出书面回应，应该明确同意或不同意申办者期望的结果，同意或不同意部分结果，或者提出与申办者不同的解决方案；如果不赞同申办者的立场，应说明不赞成的原因，以及申办者可以采取的解决问题的行动。

2. 中国药品审评中的外部争议解决

在中国药品审评中，申请人对国家食品药品监督管理总局做出的不予批准决定有异议的，可以在收到不予批准的通知之日起60日内，向国家食药总局提出复审申请并说明复审理由。国家食药总局应当收到申请后在50日内做出复审决定，并通知申请人。维持原决定的，国家食品药品监督管理总局不再受理再次的复审申请。

3. 可能的改革方向

在《药品注册管理办法》修订中，可考虑细化关于复审的规定。在2016年7月公开征求意见的《药品注册管理办法（修订稿）》中规定，"申请人对责令暂停临床试验的决定有争议时，可按照复审的规定办理，"拓宽了复审程序的适用范围。该草案还规定，药品审评机构应设立复审专家委员会，对有争议的审评结论进行复审。复审程序适用范围的拓宽和复审专家委员会的设置，都是未来改革的方向。或许还可以进一步细化对于复审决定内容的规定，例如要求说明不赞成申请人立场的原因，提出申请人可以采取的解决问题的行动等。

六、构建完备的药品审评政策文件体系

（一）加快制定急需的政策文件

1. 美国药品审评政策文件体系

美国药品审评政策文件已形成了一个完整的体系，包括规章、指南文件、政策和程序手册、标准操作规程等。指南文件是对规章的解释，还包括对监管政策的阐述；政策和程序手册涉及政策陈述和实施政策的程序，以及完成某些工作的具体步骤；标准操作规程则指向单个办公室运行的具体细节。这些文件涵盖了药品审评从内容到程序的方方面面，形成了内容一致的完整体系，而且FDA员工在药品审评活动中通常会遵守这些文件。这就确保了在药品审评活动中的一致性，也确保了申办者对药品审评活动的可预期性。

2. 中国药品审评政策文件

我国国家药品审评中心的政策文件主要有两类，一类是管理规范，另一类是技术指导原则。管理规范涉及审评员、审评卷宗、审评资料、沟通交流和审评会议、决策路径、审评任务等事务的管理。技术指导原则主要包括：①审评一般原则，例如《治疗用生物制品非临床安全性技术审评一般原则》；②技术标准/技术要求，例如《化学药品注射剂基本技术要求（试行）》；③具体类别药品的技术指导原则，例如《抗菌药物临床试验技术指导原则》。但总体上，我国的药品审评政策性文件尚未形成完整的体系，部分领域虽然出台了宏观政策，但在操作层面尚无章可循。

3. 可能的改革措施

完备的管理规范有助于规范审评人员的行为，使得申请人对审评活动的进展有较为明确的预期，也有利于申请人对审评人员的监督；明确的技术指导原则有利于减少审评员主观感受或个人经验的干扰，保证审评尺度的一致性，也有助于引导申请人的研发方向。在未来，应加快制定急需的政策性文件，例如，涉及优先审评的技术指导原则，把审评经验标准化、制度化，这也将构成审评人员与申请人沟通交流的基础。

（二）强化公众参与，完善政策文件的制定程序

1. 美国政策文件制定程序

美国药品审评政策性文件的制定程序体现了充分的公众参与。在美国，公众可以向药品审评与研究中心建议制定指南文件的领域；FDA每年在联邦登记和网上公布未来一年中可能制定修改的指南文件的主题的目录，公众可以就这一目录进行评论或提出建议；FDA在制定指南文件之前，可能向利益相关方和某些组织征求意见，在形成

草稿后，还将就指南文件的草稿公开征求意见；在指南文件颁布实施后，公众仍可对指南文件做出评论，或建议修订。

2. 我国政策文件制定程序

目前，我国药品审评政策文件已经设置了征求意见过程，在国家药品审评中心的网站上，仅2016年11月至2017年1月，就有4项技术指导原则在征求意见。但征求意见可能是现行制定程序中唯一的公众参与设计。在技术指导原则的制定中，通常仅有专家的参与。例如，在《临床试验的电子数据采集技术指导原则》（起草说明）中提到，药品审评中心先后举行了两次研讨会，第一次确定了起草原则和框架、编写内容和初稿任务分工，第二次在专家起草的初稿上进行了深入讨论，会后专家通过邮件反馈修改稿件，药品审评中心汇总整理，形成征求意见稿。

3. 可能的改革措施

考虑我国现阶段药品审评中心制定政策性文件的任务较为繁重，就制定程序的改革而言，在制定技术指导原则初期，可考虑通过会议或书面通知的形式向利益相关方和行业协会征求意见，并预留足够的反馈意见时间，对于确实提出了建设性意见的，可邀请该组织参加制定过程。鉴于制定程序中专家会议的重要作用，可考虑公布专家会议的会议记录，并说明不同版本之间修改的原因，从而提高制定过程的透明度。此外，目前技术指南征求意见稿是在国家药品审评中心网站公开，未来可考虑将其公布在国家食药总局网站上，使更多公众有机会了解该征求意见稿的内容。

（三）建立政策文件的修订程序

1. 美国政策文件的审查和修订程序

美国食品药品管理局定期审查它的政策性文件，以确定它们是继续生效，还是需要修订或撤销，政策和程序手册的审查周期是5年，标准操作规程的审查周期为3年。不仅如此，当法律或规章发生重大改变时，也将审查与法律或规章的修改相关的指南文件，并在适当时修订这些指南文件。公众也可随时就指南文件的修订提出建议，但需要说明理由。

2. 中国政策文件的修订程序

从国家药品审评中心公布的征求意见稿附带的修订说明来看，技术指导原则的修订程序大体接近于制定程序，且这类文件尚无定期审查机制。例如，《化学药物和生物制品临床试验的生物统计学指导原则》发布于2005年，修订工作于2012年8月启动，2015年6月形成征求意见稿，公开征求意见，修订后更名为《药物临床试验的生物统计学指导原则》，于2016年6月1日发布实施。在该文件的修订说明中写到，修订工作的主要原则是"修正错误，纠正不足，准确体现国际公认原则和共识理念，并适当体现生物统计学近年来的发展趋势和进展。"

3. 可能的改革措施

随着科技进步，审评经验的积累，技术指导原则等政策性文件也应与时俱进，及时修订。现阶段建构对技术指导原则的定期审查制度可能存在一定困难，可以考虑定期召开座谈会，收集制药企业和其他利益相关方对已发布的技术指导原则的意见和建议，评估这些建议的合理性和可行性后，在必要时对技术指导原则加以修订，达到持续完善和优化的目的。此外当法律或规章发生重大改变时，也将审查与法律或规章的修改相关的管理规范，并在适当时修订这些管理规范。

（四）确保政策文件的有效遵守和执行

1. 美国政策文件的效力

以指南文件为例，说明美国政策性文件的效力。在美国的所有药品审评指南文件中，都明确表述了文件的效力。这些文件没有法定的拘束力，但FDA的员工和申办者通常都应遵守这些文件。如果FDA的员工想背离指南文件，需先与上司讨论并说明理由，适当时还应征得所在科室或办公室主任的同意。由申办者提出的替代路径在被接受以前，也应与药品审评与研究中心的高层官员讨论。通过培训确保员工熟悉现行的指南文件，由高级办公室或办公室主任监督这些文件的遵守和执行。通过网上公开确保公众了解现行有效的指南文件；如果某个人认为，FDA的某个员工没有遵守指南文件，可以向发布该指南文件的中心或办公室投诉。

2. 中国政策文件的效力

在我国药品审评政策性文件中，常见的规定是中心各岗位"均应执行本规范"，并未规定可以背离规范的例外情况。仅有少量文件设置了考核条款和投诉途径。例如，《药品审评中心与注册申请人沟通交流质量管理规范（试行）》第三十条规定，"药品审评中心人力资源与信息部应会同研究与评价部、业务管理部""定期对申请人的沟通交流情况进行考核评估"。又如，《药品技术审评原则和程序》第五十八条规定，"对审评质量或发现审评过程中有违反注册管理相关规定、本原则和程序相关规定的，申请人可以向研究与评价部投诉。"

3. 可能的改革措施

在未来药品审评政策性文件的制定和修订中，应继续明确政策性文件的效力，并规定在必要时可以背离政策性文件的例外程序，例如，可规定需说明理由，并由部门负责人批准。应强化对员工的培训，使其知悉现行政策性文件的内容和要求；应明确由各部门负责人负责监督政策性文件的遵守和执行情况，并为申请人提供适当的投诉渠道，在申请人认为某部门出现违反政策性文件的行为时，可先向该部门的负责人投诉，在该部门不能解决时，再向研究与评价部投诉。通过培训和监督确保政策性文件的遵守和执行，才能确保监管活动在药品审评中心范围内的一致性。

附录

FDA 组织机构图

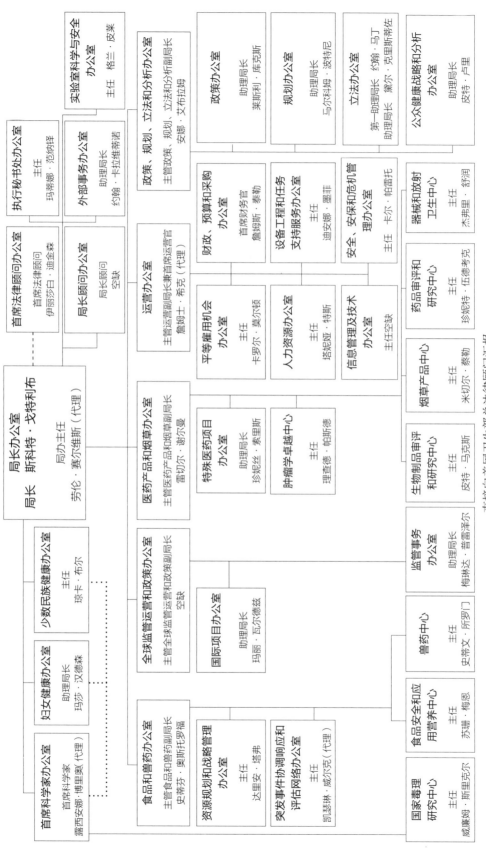

局长办公室
局长 斯科特·戈特利布
局办主任 劳伦·赛尔维斯（代理）

首席科学家办公室
首席科学家 露西安娜·博里奥（代理）

妇女健康办公室
助理局长 玛莎·汉德森

少数民族健康办公室
主任 琼卡·布尔

首席法律顾问办公室
首席法律顾问 伊丽莎白·迪金森

局长顾问办公室
局长顾问 空缺

执行秘书处办公室
主任 玛蒂娜·范纳祥

外部事务办公室
助理局长 约翰·卡拉维蒂诺

实验室科学与安全办公室
主任 格兰·皮莱

食品和兽药办公室
主管食品和兽药副局长 史蒂芬·奥斯特罗福

全球监管运营和政策办公室
主管全球监管运营和政策副局长 空缺

医药产品和烟草办公室
主管医药产品和烟草副局长 雷切尔·谢尔曼

运营办公室
主管运营副局长兼首席运营官 詹姆士·希克（代理）

政策、规划、立法和分析办公室
主管政策、规划、立法和分析副局长 安娜·艾布拉姆

资源规划和战略管理办公室
主任 达里安·塔纳

突发事件协响应和评估网络应对办公室
主任 凯瑟琳·威尔克（代理）

国际项目办公室
助理局长 玛丽·瓦德德兹

特殊医药项目办公室
助理局长 珍妮丝·索里斯

肿瘤学卓越中心
主任 理查德·帕斯德

财政、预算和采购办公室
首席财务官 詹姆斯·泰勒

设备工程和任务支持服务办公室
主任 迪安娜·墨菲

安全、安保和危机管理办公室
主任 卡尔·帕雷托

平等雇用机会办公室
主任 卡罗尔·莫尔顿

人力资源办公室
主任 塔妮娅·特斯

信息管理及技术办公室
主任空缺

政策办公室
助理局长 莱斯利·库克斯

规划办公室
助理局长 马尔科姆·波特尼

立法办公室
第一助理局长 约翰·马丁 助理局长 黛尔·克里斯蒂佐

公众健康战略和分析办公室
助理局长 皮特·卢里

国家毒理研究中心
主任 威廉姆·斯里克尔

食品安全和应用营养中心
主任 苏珊·梅德

兽药中心
主任 史蒂文·所罗门

监管事务办公室
助理局长 梅琳达·普雷泽尔

生物制品审评和研究中心
主任 皮特·马克斯

烟草产品中心
主任 米切尔·蔡勒

药品审评和研究中心
主任 珍妮特·伍德考克

器械和放射卫生中心
主任 杰弗里·舒润

------ 直接向美国卫生部总部法律顾问汇报
·········· 间接向首席科学家办公室汇报

（2017 年 5 月 11 日更新）

局长办公室

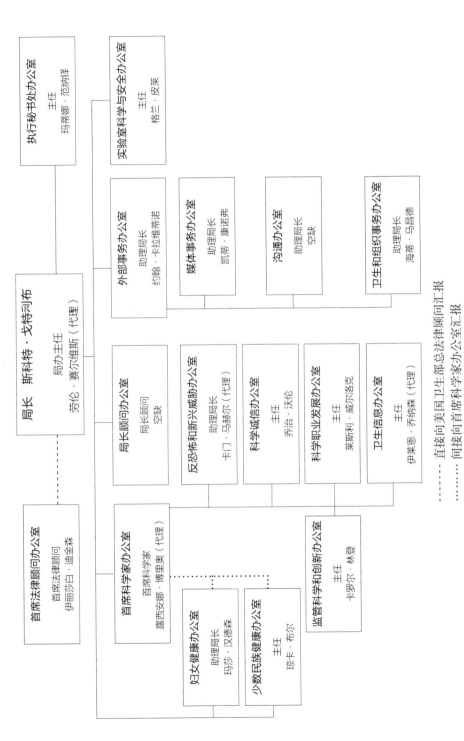

执行秘书处办公室
主任
玛蒂娜·范纳铎

局长　斯科特·戈特利布
局办主任
劳伦·赛尔维斯（代理）

首席法律顾问办公室
首席法律顾问
伊丽莎白·迪金森

首席科学家办公室
首席科学家
露西安娜·博里奥（代理）

　　妇女健康办公室
　　助理局长
　　玛莎·汉德森

　　少数民族健康办公室
　　主任
　　琼卡·布尔

局长顾问办公室
局长顾问
空缺

反恐怖和新兴威胁办公室
助理局长
卡门·马瑟尔（代理）

科学诚信办公室
主任
乔治·沃伦

科学职业发展办公室
主任
莱斯利·威尔洛克

卫生信息办公室
主任
伊莱恩·乔纳森（代理）

监管科学和创新办公室
主任
卡罗尔·林登

外部事务办公室
助理局长
约翰·卡拉维蒂诺

媒体事务办公室
助理局长
凯蒂·康诺弗

沟通办公室
助理局长
空缺

卫生和组织事务办公室
助理局长
海蒂·马昌德

实验室科学与安全办公室
主任
格兰·皮莱

- - - - - - 直接向美国卫生部总法律顾问汇报
. . . . 间接向首席科学家办公室汇报

分图（1）局长办公室组织机构图

运营办公室

（2016 年 9 月 29 日更新）

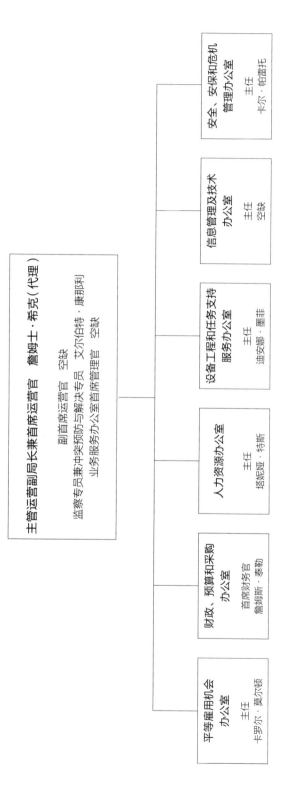

主管运营副局长兼首席运营官　詹姆士·希克（代理）

副首席运营官　空缺
监察专员兼冲突预防与解决专员　艾尔伯特·康那利
业务服务办公室首席管理官　空缺

平等雇用机会办公室
主任
卡罗尔·莫尔顿

财政、预算和采购办公室
首席财务官
詹姆斯·泰勒

人力资源办公室
主任
塔妮娅·特斯

设备工程和任务支持服务办公室
主任
迪安娜·墨菲

信息管理及技术办公室
主任
空缺

安全、安保和危机管理办公室
主任
卡尔·帕雷托

分图（2）运营办公室组织机构图

（2017 年 6 月 7 日更新）

政策、规划、立法和分析办公室

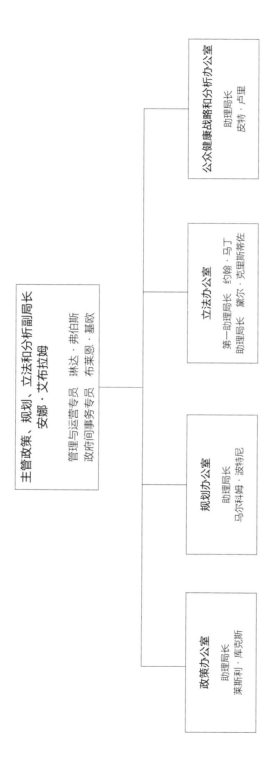

主管政策、规划、立法和分析副局长
安娜·艾布拉姆

管理与运营专员　琳达·弗伯斯
政府间事务专员　布莱恩·基欧

政策办公室
助理局长
莱斯利·库克斯

规划办公室
助理局长
马尔科姆·波特尼

立法办公室
第一助理局长　约翰·马丁
助理局长　黛尔·克里斯蒂佐

公众健康战略和分析办公室
助理局长
皮特·卢里

分图（3）政策、规划、立法和分析办公室组织机构图

（2017 年 2 月 3 日更新）

医药产品和烟草办公室

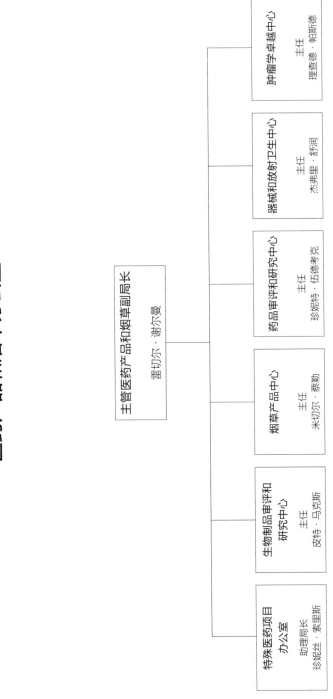

主管医药产品和烟草副局长

雷切尔·谢尔曼

特殊医药项目办公室
助理局长
珍妮丝·索里斯

生物制品审评和研究中心
主任
皮特·马克斯

烟草产品中心
主任
米切尔·蔡勒

药品审评和研究中心
主任
珍妮特·伍德考克

器械和放射卫生中心
主任
杰弗里·舒润

肿瘤学卓越中心
主任
理查德·帕斯德

分图（4）医药产品和烟草办公室组织机构图

（2017 年 1 月 10 日更新）

生物制品审评和研究中心

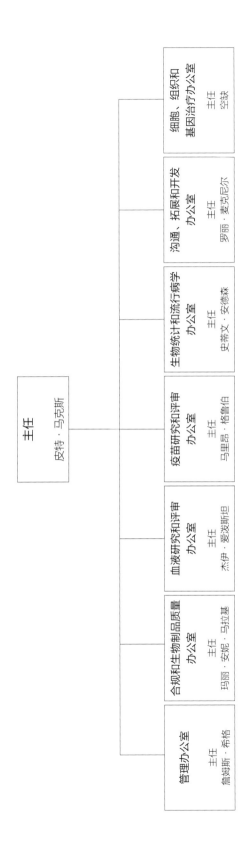

主任
皮特·马克斯

管理办公室	合规和生物制品质量办公室	血液研究和评审办公室	疫苗研究和评审办公室	生物统计和流行病学办公室	沟通、拓展和开发办公室	细胞、组织和基因治疗办公室
主任	主任	主任	主任	主任	主任	主任
詹姆斯·希格	玛丽·安妮·马拉基	杰伊·爱泼斯坦	马里昂·格鲁伯	史蒂文·安德森	罗丽·麦克尼尔	空缺

分图（5）生物制品审评和研究中心组织机构图

器械和放射卫生中心

（2016年11月17日更新）

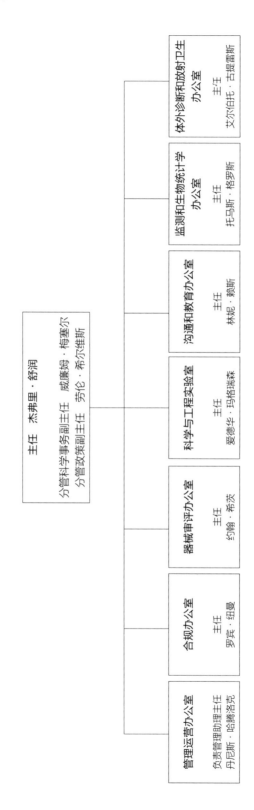

主任　杰弗里·舒润

分管科学事务副主任　威廉姆·梅塞尔
分管政策副主任　劳伦·希尔维斯

| 管理运营办公室 | 合规办公室 | 器械审评办公室 | 科学与工程实验室 | 沟通和教育办公室 | 监测和生物统计学办公室 | 体外诊断和放射卫生办公室 |

负责管理助理主任　丹尼斯·哈腾洛克

主任　罗宾·纽曼

主任　约翰·希茨

主任　爱德华·玛格瑞森

主任　林妮·赖斯

主任　托马斯·格罗斯

主任　艾尔伯托·古提雷斯

分图（6）器械和放射卫生中心组织机构图

药品审评和研究中心

（2017年1月10日更新）

中心主任办公室
主任　珍妮特·伍德考克

- **新药办公室**　主任　约翰·詹金斯
- **药品审评第一办公室**　主任　爱丽丝·昂格尔
- **药品审评第二办公室**　主任　柯蒂斯·罗斯布劳
- **药品审评第三办公室**　主任　朱莉·贝茨
- **抗菌产品办公室**　主任　爱德华·考克斯
- **药品审评第四办公室**　主任　查尔斯·甘利
- **血液肿瘤和肿瘤产品办公室**　主任　理查德·帕兹杜尔

- **药品质量办公室**　主任　迈克尔·考特雷
- **生物技术产品办公室**　主任　史蒂文·科兹洛夫斯基
- **新药产品办公室**　主任　莎拉·米克尔斯基
- **药品质量政策办公室**　主任空缺
- **工艺和设备办公室**　主任空缺
- **监测办公室**　主任空缺
- **检验和研究办公室**　主任辛达·布斯
- **项目和监管运营办公室**　主任空缺
- **药品生命周期办公室**　主任空缺

- **战略项目办公室**　主任　泰丽莎·穆林
- **项目和战略分析办公室**　主任空缺
- **业务信息办公室**　主任　希尔马·哈曼
- **仿制药办公室**　主任　凯瑟琳·弓尔
- **研究和标准办公室**　主任　罗伯特·拉因伯格
- **生物等效性办公室**　主任　爱德华·考克斯
- **仿制药政策办公室**　主任　凯斯·弗拉纳根
- **监管运营办公室**　主任　爱德华·舍伍德

- **执行项目办公室**　主任　玛丽·克拉克
- **监测和流行病学办公室**　主任　杰拉德·潘
- **用药差错预防和风险管理办公室**　主任　劳劳迪娅·曼堂
- **药物警戒和流行病学办公室**　主任　空缺

- **转化科学办公室**　主任　沙阿夫里·巴克曼·加纳
- **生物统计学办公室**　主任　丽莎·拉凡格
- **临床药理学办公室**　主任　伊萨亚·兹尼
- **计算科学办公室**　主任　利丽姆阿曼·罗萨里奥
- **试验诚信和监测办公室**　主任　肖恩·卡西姆

- **医药政策办公室**　主任　杰奎琳·科里根－库里瑞
- **处方药推广办公室**　主任　托马斯·埃博拉姆斯
- **医药政策项目办公室**　主任　理查德尔·阿罗约

- **合规办公室**　主任空缺
- **生产质量办公室**　主任空缺
- **未经批准的药物和标签合规办公室**　主任　卡洛琳·贝克尔
- **科学调查办公室**　主任空缺
- **药品安全、诚信和响应办公室**　主任　托马斯·克里斯

- **监管政策办公室**　主任　戈拉伊·塞普斯
- **管理办公室**　主任　梅兰尼·凯勒
- **沟通办公室**　主任　克里斯汀·施里夫
- **项目和监管运营办公室**　主任空缺

分图（7）药品审评和研究中心组织机构图

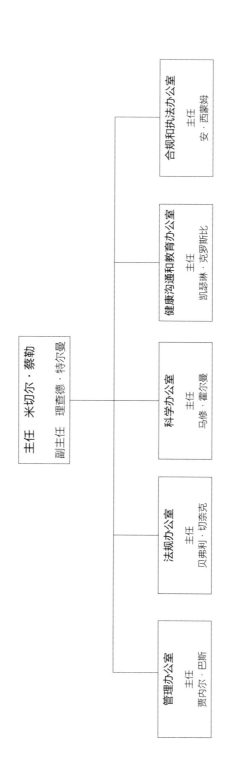

（2017年4月14日更新）

烟草产品中心

主任　米切尔·蔡勒
副主任　理查德·特尔曼

管理办公室	法规办公室	科学办公室	健康沟通和教育办公室	合规和执法办公室
主任	主任	主任	主任	主任
贾内尔·巴斯	贝弗利·切奈克	马修·霍尔曼	凯瑟琳·克罗斯比	安·西蒙姆

分图（8）烟草产品中心组织机构图

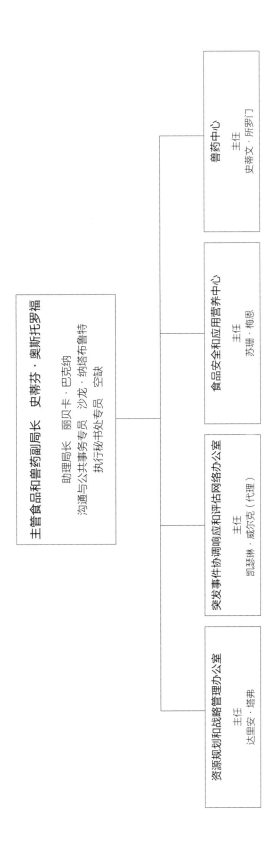

（2017 年 3 月 2 日更新）

食品和兽药办公室

主管食品和兽药副局长　史蒂芬·奥斯托罗福

助理局长　丽贝卡·巴克纳
沟通与公共事务专员　沙龙·纳塔布鲁特
执行秘书处专员　空缺

资源规划和战略管理办公室
主任
达里安·塔弗

突发事件协调响应和评估网络办公室
主任
凯瑟琳·威尔克（代理）

食品安全和应用营养中心
主任
苏珊·梅恩

兽药中心
主任
史蒂文·所罗门

分图（9）食品和兽药办公室组织机构图

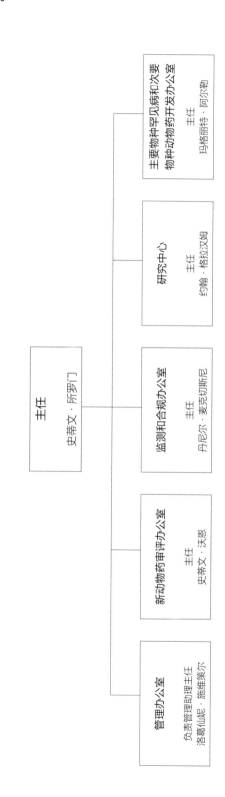

兽药中心

（2017 年 1 月 9 日更新）

主任
史蒂文·所罗门

管理办公室
负责管理助理主任
洛葛仙妮·施维策尔

新动物药审评办公室
主任
史蒂文·沃恩

监测和合规办公室
主任
丹尼尔·麦克切斯尼

研究中心
主任
约翰·格拉汉姆

主要物种罕见病和次要
物种动物药开发办公室
主任
玛格丽特·阿尔勒

分图（10）兽药中心组织机构图

（2017 年 1 月 10 日更新）

食品安全和应用营养中心

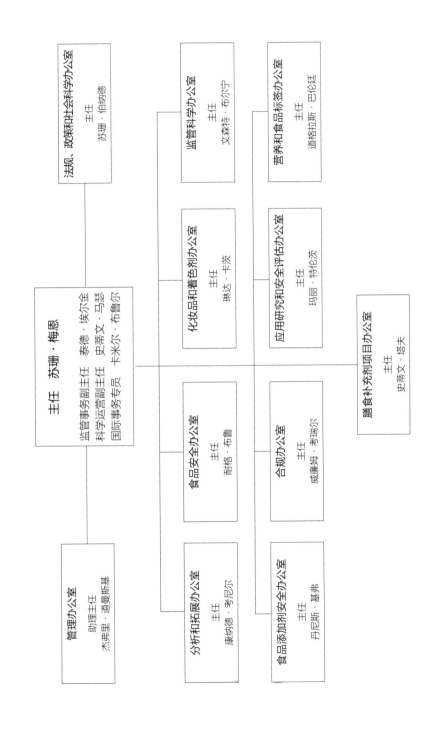

主任 苏珊·梅恩
监管事务副主任 泰德·埃尔金
科学运营副主任 史蒂文·马瑟
国际事务专员 卡米尔·布鲁尔

法规、政策和社会科学办公室
主任
苏珊·伯纳德

监管科学办公室
主任
文森特·布尔宁

营养和食品标签办公室
主任
道格拉斯·巴伦廷

化妆品和着色剂办公室
主任
琳达·卡茨

应用研究和安全评估办公室
主任
玛丽·特伦茨

膳食补充剂项目办公室
主任
史蒂文·塔夫

食品安全办公室
主任
耐格·布鲁

合规办公室
主任
威廉姆·考瑞尔

管理办公室
助理主任
杰弗里·道曼斯基

分析和拓展办公室
主任
康纳德·考尼尔

食品添加剂安全办公室
主任
丹尼斯·基弗

分图（11）食品安全和应用营养中心组织机构图

（2017年5月5日更新）

全球监管运营和政策办公室

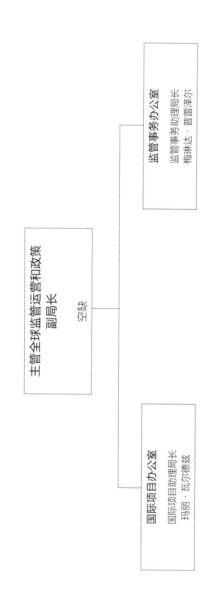

主管全球监管运营和政策
副局长

空缺

国际项目办公室

国际项目助理局长
玛丽·瓦尔德兹

监管事务办公室

监管事务助理局长
梅琳达·普雷泽尔

分图（12）全球监管运营和政策办公室组织机构图

（2017 年 5 月 20 日更新）

国家毒理研究中心

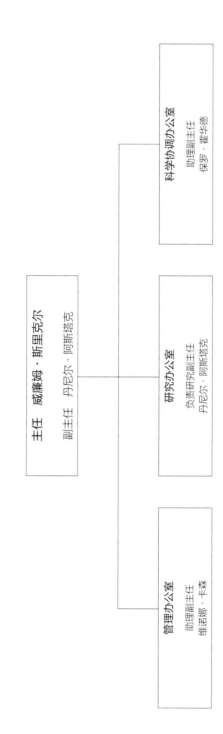

主任 威廉姆·斯里克尔

副主任 丹尼尔·阿斯塔克

管理办公室

助理副主任
维诺娜·卡森

研究办公室

负责研究副主任
丹尼尔·阿斯塔克

科学协调办公室

助理副主任
保罗·霍华德

分图（13）国家毒理研究中心组织机构图

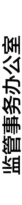

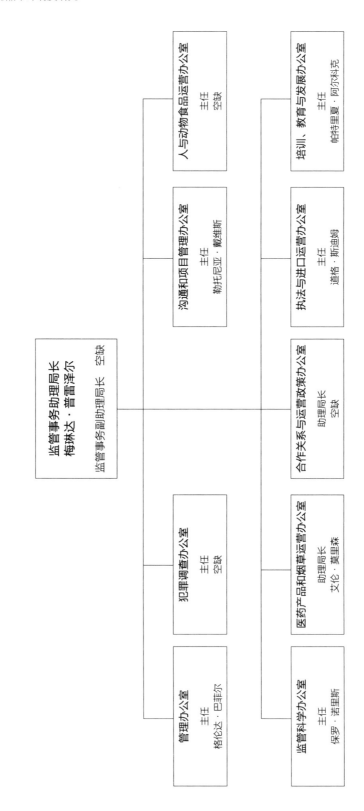

（2017 年 5 月 15 日更新）

监管事务办公室

监管事务助理局长
梅琳达·普雷泽尔
监管事务副助理局长　空缺

管理办公室
主任
格伦达·巴菲尔

犯罪调查办公室
主任
空缺

沟通和项目管理办公室
主任
勒托尼亚·戴维斯

人与动物食品运营办公室
主任
空缺

监管科学办公室
主任
保罗·诺里斯

医药产品和烟草运营办公室
助理局长
艾伦·莫里森

合作关系与运营政策办公室
助理局长
空缺

执法与进口运营办公室
主任
道格·斯由姆

培训、教育与发展办公室
主任
帕特里夏·阿尔科克

分图（14）监管事务办公室组织机构图

参考文献

[1] Martin D.Hynes.药品注册批准前检查：美国药品监管法规核心理念概述（第2版）[M]. 北京大学药物信息与工程研究中心，译. 北京：北京大学医学出版社，2011.

[2] 菲利普·希尔茨. 保护公众健康：美国食品药品百年监管历程[M]. 姚明威，译. 北京：中国水利水电出版社，2005.

[3] 丁锦希. 创新药物研发政策解读与战略管理[M]. 南京：江苏科学技术出版社，2012年版.

[4] 胡颖廉. 中国药品监管——基于自主性分析框架的绩效影响因素研究[M]. 北京：经济科学出版社，2012.

[5] 刘鹏. 转型中的监管型国家：基于对中国药品管理体制变迁的案例（1949-2008）研究[M]. 北京：中国社会科学出版社，2011.

[6] 宋华琳. 药品行政法专论[M]. 北京：清华大学出版社，2015.

[7] 王建英. 美国药品申报与法规管理[M]. 北京：中国医药科技出版社，2008.

[8] 宋华琳. 风险规制中的专家咨询——以药品审评为例证[M]//姜明安. 行政法论丛：第12卷. 北京：法律出版社，2009.

[9] 蔡基宏. 影响我国医药行业创新能力关键因素分析——美国的经验和启示[J]. 上海经济研究，2009，11.

[10] 蔡艳伟，武志昂. 药品注册管理创新激励制度研究[J]. 中国新药杂志，2013，14.

[11] 陈绍琛，窦金辉. 美国FDA《植物药指导原则》要点和植物处方新药审批概况[J]. 中国处方药，2008，8.

[12] 董江萍，李茂忠，姚立新，等. 美国FDA用于严重病症的药品和生物制品加快审评计划[J]. 中国新药杂志，2014，2.

[13] 董江萍，张象麟，孙利华. FDA创新性药品审批管理动力性政策研究与分析[J]. 中国医药工业杂志，2007，5.

[14] 樊路宏，平其能. 美国创新药物注册监管制度评价及对我国的启示[J]. 中国临床药理学杂志，2011，9.

[15] 高婧，杨悦. 美国提高新药审评效率的审评模式改进与思考[J]. 中国药物警戒，2015，8.

[16] 耿晓雅，邵蓉. 美国药品审评质量管理规范评介及对我国的启示[J]. 中国卫生政策研

究，2015，2.

[17] 耿晓雅，魏天颖，马坤. 美国药品审评正式争议解决程序评介及对我国的启示[J]. 中国新药杂志，2016，18.

[18] 胡颖廉，傅凯思. 从政治科学、商业利益和公共政策视角研究国外药品安全监管[J]. 中国药事，2008，12.

[19] 李鸽，宋华琳. 中国药品监管收费制度及其改革[J]. 宏观质量研究，2013，2.

[20] 李晓宇，柴倩雯，杨悦. FDA新药上市申请立卷审查研究[J]. 中国新药杂志，2016，6.

[21] 李雪梅，萧惠来. 美国FDA新版《全身用抗菌药品和抗菌敏感性试验装置说明书的敏感试验资料指导原则》内容简介[J]. 中国药事，2012，5.

[22] 林志强，杨悦，刘璐. 我国药品审评专家咨询制度的发展[J]. 中国新药杂志，2009，11.

[23] 刘鹏. 风险社会视野下的美国药品规管体制变迁：教训与启示[J]. 公共行政评论，2008，4.

[24] 孟锐，李万宝，马昕. 我国与美国新药创新及注册相关政策分析[J]. 中国药业，2010，16.

[25] 齐继成. 美国药品审评和研究中心（CDER）与美国的药品审评[J]. 黑龙江医药，2011，3.

[26] 宋华琳. 药品审评质量管理规范评介[J]. 药学进展，1999，6.

[27] 汤仲明，高柳村. 美国FDA批准新药十年（2007~2016）纵观分析[J]. 国际药学杂志研究杂志，2016，6.

[28] 唐健元，姜春菲. 药品技术审评时限纳入法规的合理性讨论[J]. 中国药事，2014，7.

[29] 唐健元，赵智恒. 从美国PDUFA看我国的药品审批行政收费制度[J]. 中国药事，2013，6.

[30] 陶秀梅，姜德元，郭卫东，等. 美国"突破性治疗"药品的特征分析和启示[J]. 中国医药工业杂志，2016，11.

[31] 伍红艳，董江萍，孙利华. 美国FDA对药品专家咨询委员会的管理及对我国的启示[J]. 中国药事，2009，3.

[32] 杨莉，连桂玉，邢花，等. FDA在新药注册审批中的研发激励机制研究[J]. 中国新药杂志，2012，9.

[33] 杨志敏，杜晓曦. 中、美药品注册管理法规体系的比较研究[J]. 食品与药品，2009，1.

[34] 姚立新，李茂忠，董江萍，等. 从PDUFA Ⅰ到PDUFA Ⅴ——FDA通过法规体系的完善实现新药审评的持续改进[J]. 中国新药杂志，2013，10.

[35] 叶祖光. 评美国FDA的《植物药研制指导原则》[J]. 医药世界，2004，11.

[36] 朱凤昌，王爱国，郑稳生，等. 美国食品药品管理局(FDA)部分《特定药物的生物等效性指导原则》的介绍和分析[J]. 中国药学杂志，2016，18.

[37] Jonathan J. Darrow, Jerry Avorn, Aaron S. Kesselheim. New FDA Breakthrough-Drug Category--Implications for Patients[J]. The New England Journal of Medicine, 2014, 370(13).

[38] Leonard V.Sacks, Hala H.Shamsuddin, Yuliya I.Yasinskaya, et al. Scientific and Regulatory Reasons for Delay and Denial of FDA Approval of Initial Applications for New Drugs[J].The Journal of theAmerican Medical Association, 2014,311(4).

[39] Mary K.Olson.The Risk We Bear:The Effects of Review Speed and Industry User Fees on New Drug Safety[J].Journal of Health Economics,2008, 27(2).